Le souffle, la conscience et la vie

François Fourrier

Le souffle, la conscience et la vie

Chroniques d'un médecin réanimateur

Albin Michel

Les histoires médicales qui composent ce livre sont inspirées de cas réels. Cependant, elles ont été reconstituées et modifiées pour respecter anonymat et confidentialité. De ce fait, des similitudes de nom, de contexte ou de diagnostic et d'éventuelles ressemblances avec des personnes existant ou ayant existé ne pourraient être qu'involontaires et dues au hasard.

Ce livre est dédié à l'ensemble des personnels
du service de réanimation polyvalente du CHU de Lille,
en hommage à leur compétence et à leur dévouement
auprès des patients et de leurs familles.

« Personne ici ne meurt de sa belle mort.
C'est un peu de nous tous en celui qui s'en va
Et c'est en celui qui naît
Un peu de nous tous qui devient autre. »

Gaston Miron, *Courtepointes*, 1975.

« Vivre, jeter des ponts
Sur des fleuves qui passent. »

G. Benn, *Fougères*, 1965.

Unité

Il faut écouter les voix qui s'éteignent, les souffles ténus qui expirent. Des organismes qui disparaissent, des énergies qui se dissipent, des esprits ou des âmes qui rejoignent des divins inconnus. Des humains qui survivent et d'autres qui meurent. Ceux-là sont beaux quand ils partent le visage apaisé, dans l'apparence du bonheur. Ils sont hideux quand ils meurent lentement dans de bruyants râles agoniques ou d'un seul coup, baignés dans le sang de blessures traumatiques. Ils ont souvent la peau diaphane des grandes insuffisances, les lèvres et les ongles bleuis des cyanoses terminales, les jambes déformées par les œdèmes. Ils ont parfois sur le visage les marques des douleurs et les traces de leurs révoltes. Souvent aussi, ils reviennent de voyages extraordinaires, rescapés des menaces primordiales, glorieux de périls surmontés et de réveils inattendus. Ce sont les survivants. Ils se croisent, se reconnaissent, se rejoignent en parents proches de la reviviscence. Ils ont parfois prié leur dieu, unique et triple ou multiforme, et certains ont cru être écoutés. Et d'autres ont refusé l'avènement du néant absolu.

Soyez bons, écoutez-les. Ce sont des vies uniques, passées, prises au hasard de milliers d'autres. Toutes réunies au même endroit. Des disparitions, des souvenirs d'incertitudes, des cheminements vers des impasses obscures ; des fragments d'existences qui démontrent l'inanité des simplifications ultimes et réfutent les évidences trop faciles.

C'est ici l'endroit, l'unité de lieu, la voie finale commune où convergent des destins qui n'ont entre eux aucun rapport flagrant. Des hasards, des rencontres, des logiques improbables, toujours de multiples interventions humaines et parfois les influences partiales de démiurges complaisants. C'est là que s'entrelacent des destinées et se transmettent les expériences. Il n'y a rien à craindre. Il faut entrer, passer le sas, pousser les portes vitrées, suivre les flèches sombres dessinées sur le sol, elles vous dirigent. Vous y voilà…

Vous êtes en réanimation… C'est un univers singulier. Il évoque les séries télévisées américaines et leurs adaptations françaises dans lesquelles on voit du sang qui coule, des enfants fébriles, des vieux abandonnés, des femmes en couches, des fous, des suicidés, des criminels, tous amenés en urgence, alignés dans les couloirs d'attente, le long défilé des misères humaines. Ou bien vos souvenirs vous emmènent au sein des blocs opératoires, masques verts et calottes, bruits des instruments métalliques qui dissèquent et découpent et la mémoire brouillée d'une tête penchée sur vous avec une voix lointaine qui vous prie de compter lentement en attendant l'effet de votre anesthésie.

Ce n'est rien de tout cela. Ce n'est rien d'autre qu'une

attente, la prise en charge transitoire des défaillances vitales de vos organes et la suspension des mécanismes délétères qui pourraient vous conduire à la mort. C'est un métier : venir après la catastrophe, simplement tenter de remettre les choses à leur place, autoriser les cicatrisations, permettre la résilience, restituer une cohérence suffisante aux régulations, remplacer avec des machines les fonctions essentielles à la vie jusqu'à leur réparation naturelle. C'est compliqué, il faut tenter de comprendre ces subtilités. Nous sommes des accompagnants qui limitent leurs revendications au respect des possibilités naturelles de guérison. Nous n'avons rien inventé. Il y a quelques milliers d'années, une obscure peuplade de Nouvelle-Guinée l'avait compris bien avant nous. La vie n'est que variabilité organisée. La mort est la cacophonie d'un orchestre sans chef. Nous tentons de pallier l'absence transitoire de l'organisateur. Huit fois sur dix, la nature nous aide et c'est notre triomphe. Deux fois sur dix, la nature nous laisse tomber ou bien nous nous trompons et, dans l'incertitude ou dans la repentance, nous attendons la mort de nos patients. Finalement, nous les accompagnons toujours vers la sortie, transférés vers la lumière de leur vie antérieure ou l'obscurité des dommages non résolus.

Le reste n'est que détails, moyens, techniques, recherche des mécanismes, pilotage des correctifs à partir de nos faibles connaissances. Réanimer… rien d'autre que prévoir, ménager le sursis, favoriser la résistance… quand elle existe. Nous attendons que le chef reprenne sa baguette ou la brise de désespoir. C'est parfois long et l'attente requiert toujours des effractions malheureusement agressives. Si vous n'urinez plus, il vous faudra un rein artificiel, des tuyaux dans vos grosses veines pour extraire et purifier votre sang. Si ce sont vos poumons qui ne fonctionnent plus, un autre tuyau dans la trachée et une machine qui souffle de l'air et de l'oxygène. Et si votre cœur s'arrête, une pompe assurera le débit de vos liquides au sein de vos artères. Et si votre cerveau souffre, j'abolirai vos pensées et vos souvenirs. Le sang, le souffle, le cœur, l'âme et ainsi de suite : une sonde dans votre estomac, une autre dans la vessie, des électrodes pour surveiller les battements de votre cœur, les ondes de votre cerveau, les variations de votre tension, les perturbations de l'air que vous expirez. Alors, c'est normal, beaucoup d'images vous viennent à l'esprit. Ah ! Oui ! Les tuyaux ! Je vois, je vois... Des corps écartelés, des comateux attendant d'expirer et des bruits de machines et de succions et les bips-bips qui scandent les rythmes de vos pulsations. Et assez vite d'autres pensées : « Faut-il être un tortionnaire ou au mieux un type pas tout à fait normal, inhumain probablement... Il y en a qui survivent ? Moi je voudrais pas qu'on m'fasse tout ça... » C'est vrai, mais c'est humain, trop humain, et moi non plus, je n'aimerais pas qu'on me fasse tout cela...

Voici quelques histoires particulières, indissociables de ces lieux, des instants précaires, des vies enchevêtrées, des coïncidences défiant les probabilités, des faits remontant à des passés lointains, des surprises qui imposent l'incertitude et l'interrogation. Des réminiscences qui vous poursuivent...

D'abord le lieu, pour que ce soit compréhensible. Les services de réanimation ne sont pas nombreux. Même dans une grande ville, ils concentrent tous les malheurs locaux, voient venir et revenir les accidentés de la vie, les récidivistes de la décompensation, les intoxiqués accidentels ou volontaires, les morts subites ressuscitées et les victimes, toutes les victimes, des agressions, des attentats, des incendies, tous les fracas de la vie. Et aussi les malades, ceux qui développent des affections très communes et classiques ou qui déclenchent sans cause évidente des syndromes rarissimes ou bizarres dont on rappelle les associations aux jeunes étudiants comme autant de mantras, pour leur éducation.

Les services de réanimation n'ont pas beaucoup de lits, dix à douze en moyenne. Il y a seize chambres dans le mien, numérotées de 2 à 18. La chambre numéro 1 a disparu lorsqu'il fallut ériger à l'une des extrémités de l'hôpital un énorme pilastre destiné à soutenir la construction d'une aile supplémentaire. Comme le service est en rez-de-jardin, il fallait utiliser cette chambre pour creuser de nouvelles fondations. Le pilastre est là et prend beaucoup de place, mais on n'a pas construit la tour supplémentaire qui devait flanquer le bâtiment. Je ne me souviens plus pourquoi. Absence de crédits, changement de perspective, rapport d'un consultant quelconque qui voulait laisser sa trace négative. Alors, disparition de la chambre numéro 1 ; il ne reste que le pilastre, une colonne inutile. On commence la visite à la chambre 2, mais il n'y a pas non plus de chambre 3 ; là, c'est un problème de normes et de tuyaux. Les prises d'alimentation pour onduleur n'ont pas été posées lors de l'installation du réseau, ce qui interdit de brancher les moniteurs de surveillance et les répétiteurs d'alarme. On passe au numéro 4 et on va jusqu'au 18. Cela fait seize lits, seize chambres donnant sur un large couloir, seize écrans cathodiques qui dévident leurs tracés multicolores, seize machines qui soufflent air et oxygène dans les poumons, autant de baies vitrées à travers lesquelles on peut tout voir en surveillance directe, autant d'ordinateurs qui transmettent les données, autant de grands tableaux blancs sur lesquels les consignes sont écrites chaque jour, et seize horloges rondes qui égrènent le temps qui passe et la vie qui persiste ou qui s'arrête. Presque vingt mille malades sont passés là en trente-cinq ans. Si je voulais, je pourrais raconter des centaines de destins, écrire des milliers d'histoires. Je n'ai gardé que celles-ci, un peu particulières.

Il faut venir le matin pour comprendre un peu mieux. C'est le moment des toilettes ; on a baissé les stores devant les vitres pour préserver la pudeur et un peu d'intimité. Les patients sont nus, couchés sur le côté, tous leurs tuyaux maintenus et réunis ; une infirmière pour la sécurité, qui garde un œil sur les alarmes, tient les câbles et les circuits, et vérifie que les perfusions coulent toujours ; une aide-soignante pour immobiliser le corps, une main sur le thorax et une main sur les cuisses du malade ; une autre qui le lave et le frictionne. Le patient est éveillé, ou dans le coma, ou dort, ou vogue entre l'inconscience et le brouillard, suffisamment analgésié par les morphiniques pour ne pas trop ressentir sa position. Elles lui parlent, lui expliquent, le caressent. Il faut passer le gant de toilette et le savon sur la poitrine, entre les fesses, sur le pénis, dans les replis de la vulve, remettre la sonde vésicale entre les jambes, jeter le gant, laver le dos, sécher, frictionner, enduire de crème protectrice, replier le drap et en mettre un nouveau, sans replis dangereux, et recommencer de l'autre côté. Cela prend une heure, parfois plus, parfois moins, cela dépend de la surface, du poids, du nombre de tuyaux qu'il ne faut pas débrancher, des cathéters fichés dans l'aine ou sous la clavicule, de la tension qui chute ou monte trop brutalement, du pouls qui s'accélère ou devient trop irrégulier. Alors on arrête tout, on se calme et on reprend quand l'orage est passé. On a commencé par le visage qu'il faut raser, les cheveux qu'il faut peigner, les oreilles, les narines, la bouche, les dents, l'arrière-gorge qu'il faut vidanger de toutes les sécrétions accumulées. Instillation, aspiration, désinfection. On termine par les mains, les ongles, les orteils, et puis l'installation, les boudins dans la paume pour éviter les rétractions, le blocage des pieds, les arceaux pour éviter le poids des draps, la chemise pour couvrir le tronc, le lit en position, tous les tuyaux en place et les liens attachés. Un jour sur deux, on pèse le malade en glissant des palettes sous son corps pour le soulever sur la balance, avec tout son harnachement. Le personnel est en binôme, infirmières/aides-soignantes. Soignantes. Celles qui lavent, nettoient, vous font boire et manger, vous installent sur le bassin et vous essuient les fesses quand vous avez fini. Les gardiennes de votre intimité, celles qui laveront une dernière fois votre corps mort et tâcheront de vous rendre le moins laid possible. Mais nous n'en sommes pas là aujourd'hui.

Aujourd'hui, tout va bien. On entend des rires qui fusent, des plaisanteries, des appels, des réponses qui s'échangent… Il faut de l'humour pour supporter tout ça. Le matin, le bruit est considérable : les sonneries stridentes et répétitives des respirateurs dont la pression monte trop, les alarmes des moniteurs dont les électrodes sont décollées lors des toilettes, les seringues automatiques et les perfuseurs qui protestent. On ne s'en rend plus compte mais on dépasse parfois les quatre-vingts décibels, lorsque s'ajoutent les sonnettes de patients impatients, le grondement des roues de l'échographe ou des générateurs d'hémodialyse qu'on traîne ou pousse hors des chambres. Dans cet espace de cinq cents mètres carrés, il y a plus de trente personnes qui s'agitent. Le matin est toujours trépidant, agressif. Et les odeurs se mélangent, celles du savon liquide, des antiseptiques, du plastique chauffé, du sang, des urines, de la merde qu'on essuie, de la sueur aigrelette des patients fébriles, celles aussi de toutes ces jeunes femmes qui couvrent de leurs parfums matinaux les effluves désagréables qui s'échappent des chambres fermées. Tout à l'heure, on nettoiera le sol pour le premier balayage humide de la journée ; le couloir prendra des reflets rutilants, et l'odeur du savon doux diffusera partout.

Aujourd'hui, tout va bien. Il n'y a pas eu de catastrophe cette nuit ; un patient a arraché sa sonde d'intubation et toutes ses perfusions à trois heures du matin ; il a dû délirer ou faire un cauchemar ; un autre a vomi du sang et le sachet qui recueille son liquide gastrique est rouge et plein ; tout aussi rouge est le sang qu'on transfuse dans ses veines. Chambre 4, le malade qu'on a réveillé hier réclame du café et des tranches de pain supplémentaires. À ce moment de la matinée, il faut s'effacer quelque temps, laisser les choses se faire et revenir quand tous les patients seront propres, sentiront bon, bien installés demi-assis sur leurs lits électriques, brossés, peignés, tout prêts à être encore une fois déshabillés pour les examens cliniques du tour médical.

Nous y sommes…

Inconscience

La chambre 2 est vaste, plus de trente mètres carrés. C'est là que nous mettons les malades qui requièrent le plus de place, parce qu'il faut ajouter aux dispositifs habituels qui entourent le lit d'autres engins plus compliqués : des pompes de circulation sanguine à haut débit, des moniteurs sophistiqués qui peuvent enregistrer en continu votre activité cérébrale ou la pression de votre cerveau, des machines pour aspirer les sécrétions inutiles qui encombrent vos poumons, des détails, des moyens, etc.

Je n'entre jamais dans cette chambre sans me souvenir de Mohamed…

Il arriva en urgence, descendu en catastrophe du service de neurologie où il avait été admis trois jours auparavant pour des convulsions inexpliquées. Le troisième jour, il avait vomi au cours d'une perte de connaissance, et le contenu de son estomac avait inondé sa trachée et ses bronches. Noyé dans ses sécrétions, malgré quelques efforts réflexes, il fut vite privé d'oxygène et son cœur s'était ralenti. Là-haut, ils avaient fait ce qu'ils avaient pu, tenté d'aspirer dans la gorge ce qui débordait, posé un masque à oxygène et appelé au secours en poussant son lit dans l'ascenseur pour l'amener dans le service...

L'intubation consiste à placer un tuyau de plastique dans la trachée ; on fait cela sous contrôle de la vue, avec un laryngoscope. C'est un outil superbe qui comporte un manche arrondi et une lame recourbée, comme un poignard arabe. Il dispense une lumière froide en vision directe qui dévoile, en arrière de la langue, le défilé du larynx et la symétrie des deux cordes vocales, comme les deux pans d'un rideau soulignés sur leur bord d'un repli muqueux. On insère le tuyau sur le côté de la lame, on le descend dans la trachée et on gonfle au bout de la sonde un petit ballonnet pour l'étanchéité. C'est très pratique, on peut aspirer ce qui se trouve dans les voies aériennes, brancher une machine qui souffle de l'air sous pression, administrer l'oxygène pur qui pourra faire repartir le cœur. La routine pour un réanimateur, mais toujours associée à la hantise du geste difficile, de la lésion induite, du tuyau mal placé ou du patient tordu qui ne se laisse pas faire, même endormi. Au bloc opératoire, on a le temps, c'est programmé. En réanimation, c'est souvent dans l'urgence, chez un patient choqué, déjà privé d'air, l'estomac plein, la gorge encombrée de déjections diverses et parfois les muqueuses si enflammées que le moindre contact déclenche une hémorragie. Et pour Mohamed, c'était tout en même temps. Le collègue qui l'accompagnait avait essayé sans succès de l'intuber dans le service d'étage. Cela s'était mis à saigner très vite. Sagement, il s'était contenté d'une ventilation au ballon avec un masque. « On n'y voit rien ! Les cordes vocales sont fermées ! » annonça-t-il en poussant le lit dans la chambre.

C'était parfaitement exact. Une fois aspirés les caillots et le liquide gastrique qui stagnaient encore dans la bouche, la lumière froide éclairait une trachée inaccessible. Les deux cordes vocales étaient serrées l'une contre l'autre. En regardant bien, elles étaient agitées d'un minuscule tremblement, comme un frisson qui les parcourait de haut en bas, de dehors en dedans. En première analyse, un spasme de la glotte, logique puisque l'acidité du contenu de l'estomac avait pu déclencher la réaction. Il fallait du curare et une anesthésie profonde. Il fallait des outils bien plus sophistiqués que le poignard arabe. Nous avons ouvert la boîte pour les intubations difficiles : des lames de toutes les formes, des tuyaux pleins, creux, droits, courbes, en angle, à double entrée, un endoscope souple apportant la lumière le long d'une fibre de verre, un tube rigide capable de franchir tous les obstacles. Impossible. Rien ne passait ; les deux cordes étaient toujours collées, solidaires, toujours agitées du même frisson, comme une contraction musculaire invincible, un obstacle à la vie, le refus de tout sauvetage. Même le curare n'y pouvait rien.

Quand j'ai vu sur le moniteur que le cœur allait s'arrêter, j'ai fait la trachéotomie : un coup de scalpel au-dessous de la pomme d'Adam, une pince pour passer à travers les tissus, une dilatation des anneaux de la trachée. Une minute en tout pour insérer le tuyau, « à la sauvage » comme on dit. J'avais fait des dizaines de trachéos, programmées, bien préparées, chirurgicales. En vingt ans, ce n'était que la troisième fois que je faisais ça, en ultime tentative, en catastrophe. Très désagréable parce que c'est un geste qui peut vous entraîner dans la pire des situations, la blessure d'une artère mal placée, la lésion de la thyroïde, l'inondation de la plaie par une hémorragie ou la rigidité d'un anneau trachéal qui vous amène à fracturer la voie aérienne. Il ne s'est rien passé de tout cela. J'ai réussi, sans encombre, sans dégâts collatéraux. Et le cœur de Mohamed est reparti et ses poumons se sont soulevés, selon la même amplitude symétrique. Apparemment sauvé…

Ce n'est pas pour cela que je me souviens de Mohamed. Initialement, ce fut assez classique. La prise en charge habituelle de l'œdème pulmonaire induit par l'inhalation du liquide gastrique. Un syndrome de Mendelson, pour l'hommage au premier médecin qui le décrivit dans les détails. Aspirations répétées, ventilation artificielle, antibiotiques pour l'infection, cortisone pour l'inflammation, hydratation et sédation pour le reste. C'est pour cette dernière que cela ne s'est pas passé comme d'habitude. Le cocktail d'hypnotiques, de morphine et d'anxiolytiques est censé vous amener dans un coma artificiel, sans douleurs, sans contractions, sans spasmes. Il faut juste prévenir tout débranchement accidentel du respirateur, puisque le malade ne respire plus tout seul. Pour Mohamed, il fallut mettre des doses invraisemblables, augmenter les concentrations et les vitesses des seringues automatiques qui poussaient les sédatifs dans ses veines. Il ne s'agitait pas ; il semblait endormi, réflexes absents, sans mouvement respiratoire, les pupilles bien serrées, en myosis. Mais il était complètement raide, une espèce de contracture permanente qui gênait toute mobilisation passive, obligeant le respirateur à monter la pression pour remplir ses poumons. Une raideur pathologique, apparemment inexplicable.

Ce genre d'œdème pulmonaire est souvent vite résolutif pour peu que le contenu gastrique soit stérile. Les capacités de cicatrisation des poumons sont extraordinaires, ce sont des organes résilients, capables de subir les pires des agressions et de s'en remettre, avec un peu de temps, pour peu qu'on ne fasse pas de bêtises. Nous n'en avons pas fait et, au bout de quatre jours, la radio du thorax s'améliora, les besoins en oxygène diminuèrent et nous discutâmes du sevrage de la machine. Nous avions profité des premiers jours pour contrôler son scanner cérébral, qui se révéla parfaitement normal, comme l'analyse de son liquide rachidien. Et l'électroencéphalogramme ne montrait rien que le tracé typique d'un patient endormi. Il n'y avait pas de raison d'entretenir son coma. Nous arrêtâmes les hypnotiques et les autres sédatifs.

Vingt-quatre heures plus tard, il était toujours sans réaction et aucune amélioration ne se dessina pendant les deux jours suivants. C'était l'inverse ; il était de plus en plus raide, avec des contractures des quatre membres, des accès de rougeurs et de sueurs profuses et une absence totale de réaction à la douleur, aux appels, ou lors des soins. Et comme le scanner était sans particularités et que ses tracés cérébraux ne déroulaient qu'un rythme alpha normal, cela ne pouvait s'expliquer que d'une seule façon. Il ne pouvait pas être dans le coma. Il ne l'était plus, il était ailleurs… Et il devait y avoir une bonne raison pour qu'il en soit là, réagissant par une rigidité rebelle à quelque chose de plus profond, un conflit, peut-être le refus d'une réalité insupportable. La raideur, les contractures rebelles, l'absence d'anomalies cérébrales objectives portaient un nom précis : la catatonie létale. Cela voulait dire qu'il était enfermé dans son propre corps et qu'il était conscient, et peut-être bien depuis le début. Son pseudo-coma était une prison dans laquelle il s'était barricadé lui-même. Et il allait en mourir, très probablement…

Mohamed avait soixante-huit ans. Il était contremaître dans une usine de la banlieue qui fabriquait des pièces pour automobiles. C'était tout ce que nous savions de lui. Aucune famille n'était venue lui rendre visite. Un collègue de travail avait téléphoné, puis un autre, auxquels nous avions donné quelques nouvelles succinctes, au début. Ils avaient marmonné quelques souhaits et remerciements et n'étaient pas venus le voir. Il nous fallait plus de renseignements, remonter dans le passé, savoir qui il était vraiment. Il n'y avait que la police pour nous aider…

Au bout du fil, l'inspecteur était pressé, mal luné. « Pourquoi voulez-vous que j'aille chez ce monsieur ? Il a fait quelque chose ? Vous croyez qu'on n'a pas assez de travail ? » Je lui ai dit qu'il allait très mal et qu'on ne savait rien de lui : pas de famille, pas d'antécédents, pas de médecin traitant à qui s'adresser pour savoir ce qui s'était passé, s'il suivait un traitement. Je ne pouvais pas lui donner d'autre justification, je n'avais que des impressions, une prémonition peut-être.

Mohamed habitait quartier de l'Alma à Roubaix, une petite maison mitoyenne aux quatre pièces superposées, typique des anciens logements des employés des filatures. Vendus et revendus au cours des ans après la fermeture des usines textiles. Il était loin le temps où les lainières employaient des dizaines de milliers de jeunes ouvrières qu'on faisait venir en rotation toutes les huit heures, transportées par autocar depuis les bassins miniers du Pas-de-Calais. Leurs pères travaillaient au fond à attraper la silicose, elles s'alignaient par centaines dans de grands ateliers à filer le coton et sortir le tissu. Les machines à carder sont dangereuses. Il leur arrivait de ne pas faire attention ou de se raconter leurs amours en oubliant de regarder où elles mettaient leurs mains. On les voyait venir à l'hôpital les deux paumes transpercées de vingt ou trente aiguilles, encastrées dans des cadres métalliques. Il fallait arrêter l'hémorragie, enlever les aiguilles une à une après avoir scié les barres et coupé les ergots. Il fallait suturer leurs tendons sectionnés et refermer leurs plaies. Elles pleuraient, elles savaient qu'elles allaient perdre leur travail.

Heureusement, ces temps-là étaient révolus, même à Roubaix. Dans les années soixante-dix, les concurrences d'outre-mer avaient fait leur œuvre et les patrons n'avaient pas vu leur ruine arriver. Il n'y avait pas que le peuple à être dévoré, moribond. Depuis longtemps, les milliers de jeunes filles venant des mines ne passaient plus dans les rues de la ville, tassées dans leurs autocars, envoyant des baisers ou faisant des grimaces aux passants. Les industriels en faillite s'étaient rapidement débarrassés des maisons qu'ils louaient jusqu'alors à leurs employés. Et une fois les courées vendues à la découpe, les immigrés s'y étaient installés, par vagues, puis par familles entières. Les Roubaisiens de souche étaient partis ailleurs. Les épiceries arabes, les petits ateliers et les boucheries communautaires avaient remplacé les boulangeries et les bistrots. C'était comme ça, c'était normal.

C'était là qu'habitait Mohamed, les policiers s'étaient rendus sur place, parce que j'avais insisté, « pour me faire plaisir » comme m'a dit l'inspecteur quand il est venu dans le service pour m'informer de ce qu'ils avaient trouvé.

« Rien, m'a-t-il dit, il n'y a rien de spécial dans la maison, rien d'intéressant. Il n'y avait personne. On a dû faire ouvrir la porte par un serrurier. Il y avait trois verrous, posés récemment. Peut-être qu'il avait peur. Il y a souvent des vols dans le voisinage. Vous savez… C'est l'Alma… Cela n'arrête pas, là-bas. Enfin… Ah ! Oui, c'est vrai, il faut que je vous dise. On a trouvé des photos, partout sur les murs.

– Des photos ? De qui ? De quoi ?

– Oh ! Sans intérêt, des tas de clichés, des photos de famille, des vieux, des enfants, des femmes arabes. Il y en a sur tous les murs, sur tous les meubles. Ah ! Et puis aussi des photos d'un village, ce doit être quelque part en Afrique, en Algérie ou au Maroc. Je ne sais pas trop. Une espèce d'oasis, enfin on voit des palmiers, une rivière, des maisons basses. C'est plutôt misérable… »

J'ai insisté.

« Donc il a une famille ? Des parents ?

– Qu'est-ce que vous croyez ? Évidemment, on a interrogé

les voisins. Ils disent que toute la famille est repartie au bled il y a quelques mois. Votre patient, il a un fils de trente ans et deux filles, toutes les deux mariées et mères de famille, cinq petits-enfants si les voisins ne se trompent pas, et sa femme bien sûr. On les voit bien, sur les photos.

– Et ils sont partis ? Tous ? Vous savez où ?

– Chez eux. Où voulez-vous qu'ils partent ? La voisine la plus proche dit qu'ils avaient décidé de retourner au pays et qu'il devait les rejoindre plus tard. On n'en sait pas plus. »

C'était déjà quelque chose. J'ai demandé à l'inspecteur s'il pouvait me laisser quelques photos de la famille. Il y avait pensé et j'ai récupéré une dizaine de clichés : le fils attablé devant un comptoir de bar, assez beau garçon, la cigarette au bec ; un autre cliché avec les deux filles, jolies, en jeans et chemisiers blancs bien décolletés ; un autre de leur mère, foulard et bracelets de cuivre aux deux poignets, les mains couvertes de henné. Il y avait une photo de groupe, toute la famille, classique, les petits-enfants devant, pas très disciplinés, plus ou moins souriants. Et Mohamed au milieu, en veste grise et cravate claire, qui semblait fier et heureux. Une photo d'anniversaire ? Enfin, il y avait la reproduction d'un village, en grand format, un semblant de rue paraissant poussiéreuse, une enfilade de maisons basses et en arrière-plan le lit d'une rivière asséchée avec les eucalyptus et les palmiers qu'avait vus l'inspecteur. Quelque part au sud… Nous avons fixé toutes les photos sur le tableau blanc qui faisait face au lit de Mohamed.

La catatonie létale porte bien son nom. Souvent, le malade meurt. Son esprit reste enfermé et son corps meurt de consomption. Les contractures musculaires consomment son énergie, déchargent dans la circulation des enzymes, des médiateurs, des acides, des cellules. On appelle cela l'autophagie : se manger soi-même, se détruire soi-même. Évidemment, cela prend du temps, cela dépend de votre état de base, de vos capacités initiales, de votre aptitude métabolique, de vos gènes probablement. Et cette dégradation progressive peut s'émailler d'épisodes suraigus, les décharges paroxystiques de votre système nerveux, devenu doublement autonome. Rougeurs brutales, fièvre hectique, chutes de tension, arrêt inopiné du cœur, convulsions, etc. Mohamed nous en offrit la panoplie entière. Son cœur ralentissait, ses poumons se bloquaient, il fallait se jeter sur lui, rebrancher la machine, souffler de l'oxygène pur, envoyer dans ses veines des drogues accélératrices. Et tout finissait par se calmer, tout sauf la raideur cadavérique qui empêchait toute mobilisation de ses membres. À la troisième semaine de son séjour, il recommença à convulser. Cela démarrait toujours par une hausse de sa tension artérielle, puis survenait brutalement une torsion de son corps qui déviait sa tête, soulevait son dos en arc de cercle, ses bras en extension sur les bords du lit. *Opisthotonos*, disaient les Grecs. Nos moniteurs enregistraient des ondes classiques de décharges rythmiques anormales à la surface de son cerveau, suivies de silences prolongés et de tracés plats. Et quand sous l'effet des drogues ou spontanément, il cessait ces convulsions et s'effondrait dans son lit, alors son cœur s'arrêtait. Il fallait chaque fois entreprendre des manœuvres de ressuscitation : massage cardiaque, adrénaline, etc. Et son cœur repartait après quelques minutes. Et tout se calmait pour quelques heures. Cela a duré quatre semaines à raison de deux ou trois épisodes quotidiens et nous avions la progressive certitude que dans la matière grise des noyaux qui gouvernaient sa vie, son cerveau développait jour après jour des lésions définitives.

On savait depuis plusieurs années que la catatonie létale pouvait être traitée par des électrochocs. Utiliser le mal pour traiter le mal. Ajouter des convulsions aux convulsions. Remettre les neurones à zéro. C'est encore vrai aujourd'hui pour les patients qui résistent aux médicaments. Personnellement, j'étais assez certain du diagnostic initial, même s'il paraissait largement dépassé ; les psychiatres n'avaient jamais vu une telle forme, aussi grave. Nous avons discuté devant le lit de Mohamed, pesé les risques et les bénéfices possibles. Les neurologues le pensaient parti trop loin. Ils n'étaient pas très enclins à traiter par des chocs électriques des décharges épileptiques majeures. Pour tous, la probabilité de graves séquelles était très grande. Mohamed allait entrer dans un état végétatif, définitif. J'ai insisté en me disant qu'il serait toujours temps d'arrêter les soins actifs une fois obtenue la certitude de l'échec. Mohamed se dégradait chaque jour un peu plus ; il perdait du poids et ses arrêts cardiaques à répétition finiraient par le tuer. Nous avons pratiqué cinq électrochocs successifs en une dizaine de jours, chaque fois sous anesthésie générale et curarisation. Sans résultat. Désespérant. Il était tout juste un peu moins raide, probablement parce qu'il éliminait trop lentement les drogues sédatives que nous avions dû lui injecter pour l'endormir. Il convulsait peut-être un peu moins fréquemment et c'était moins spectaculaire parce qu'il avait perdu presque toute sa masse musculaire…

Comme convenu, nous avons fait le point, organisé une réunion éthique. Certains d'entre nous voulaient tout arrêter, accepter l'échec et attendre sa mort, en lui offrant seulement des soins de confort. Mais il n'y avait aucune famille avec qui discuter, aucun ami pour nous guider et nous faire savoir ce que Mohamed aurait pensé lui-même de sa situation, et encore moins de directives. Nous ne savions de lui que le peu qu'avaient pu obtenir les policiers de l'interrogatoire du voisinage.

Une réunion éthique n'est pas un tribunal mais on y décide de la vie et de la mort, tous ensemble et pas seulement entre médecins. Les étudiants, les infirmières, les soignants y sont présents, y font part de leurs opinions, des signes qu'ils sont mieux à même que nous d'observer, des dégradations physiques du patient que nous ne voyons pas bien, de leurs questions sur une possible guérison et de leur propre lassitude parfois. Les infirmières, les kinés, les aides-soignantes restent tellement longtemps auprès de lui. Elles finissent par le connaître, elles le touchent, lui parlent, même quand il semble dormir pour l'éternité. Après toutes ces complications, nous savions que le dernier scanner montrait des lésions des noyaux gris centraux, et les tracés électriques n'étaient pas bons. Nous recherchions un consensus et nous n'étions pas loin de l'atteindre pour abandonner la poursuite de la réanimation. Ce jour-là, c'est un étudiant hospitalier de troisième année qui a levé la main. Il ne comprenait pas pourquoi on n'avait pas pu contacter la famille de Mohamed. Cela devait être possible. Par téléphone. Ils pouvaient revenir, ce n'était pas si loin, deux ou trois heures d'avion. Il insistait. Nous ne pouvions pas tout stopper en sachant qu'une famille aussi nombreuse n'était pas au courant et en accord avec nous. Il fallait encore essayer. C'était raisonnable et juste. J'ai rappelé la police mais ils ne pouvaient rien faire de plus. Il fallait solliciter le ministère des Affaires étrangères. J'ai fait intervenir la direction de l'hôpital. Et nous avons attendu sans arrêter la réanimation…

Une semaine plus tard, la réponse est arrivée. Une courte lettre à l'en-tête tricolore. Mohamed n'avait plus de famille, plus personne. Ils étaient tous morts. Le ministère ne donnait que le détail des prénoms de sa femme et de ses enfants et demandait une totale discrétion sur ces informations. Mohamed était seul. Il n'avait plus que nous et nous allions l'abandonner.

Les jours suivants, j'ai tout relu sur la catatonie létale, les articles les plus récents, les vieilles publications initiales, les interrogations et les opinions tranchées des aliénistes des époques anciennes qui décrivaient les manifestations, les rigidités et finalement la mort de ces patients. Je me suis souvenu d'un de mes maîtres qui, dans le cas d'une jeune femme hystérique, avait tenté l'injection sous-cutanée d'un placebo ; uniquement de l'eau distillée, une injection très douloureuse pratiquée dans le bras et accompagnée d'une scénographie bruyante, de paroles compliquées, de l'exposé des risques majeurs de ce sérum étranger, « américain », nouveau médicament et dernière chance de guérison. Une injection faussement létale pour une maladie qui l'était vraiment. Dans mon souvenir, vingt ans auparavant, pour cette femme enfermée dans sa catatonie, cela avait marché. Sa raideur avait cessé et elle avait recouvré la conscience d'être. Alors j'ai tenté la même chose... par curiosité, pour voir, un peu par conviction respectueuse des expériences. Devant le lit de Mohamed, j'ai parlé très fort, tout près de son oreille, en expliquant aux internes et assistants que maintenant nous savions tout, que nous allions faire une dernière tentative, une dernière injection dangereuse, et j'ai répété que si elle n'était pas suivie d'effet, nous arrêterions tous les soins actifs et que nous le laisserions partir. Penché au-dessus de Mohamed, près de son oreille, j'ai égrené la liste des prénoms de sa femme et de ses enfants morts. Et au moment de l'injection, je n'ai pas pu m'empêcher de murmurer : « *Inch Allah !* »

Il n'a même pas bougé au moment de la piqûre. Il ne s'est rien passé. J'ai attendu dix minutes, sans rien faire. Aucune réaction, rien de différent. Son cœur s'était un peu accéléré, sa respiration paraissait à peine plus ample, sa tension avait augmenté d'un ou deux points. Je prenais mes désirs pour une réalité. J'ai quitté la chambre en jetant mes gants dans la poubelle...

C'est l'interne qui m'a rappelé quelques minutes plus tard. « Il bouge ! Il bouge ! Il a ouvert les yeux ! C'est incroyable ! » Je me suis précipité. Mohamed remuait la tête dans tous les sens ; il pliait ses avant-bras, il avait les yeux grands ouverts et son regard allait de gauche à droite, en haut, en bas, comme une danse oculaire désespérée. Alors je lui ai pris la main, je l'ai serrée et, me souvenant des quelques mots d'arabe que j'avais retenus, j'ai crié, j'ai répété : « Allez ! Mohamed ! *Asma !* Reviens ! Reviens ! Il faut sortir ! Sors de là ! » Il s'est calmé progressivement, son regard s'est arrêté sur les photos de sa famille fixées sur le tableau blanc devant son lit et il s'est mis à pleurer, silencieusement.

Cette histoire a fait le tour de l'hôpital en modifiant ma réputation pour quelque temps. Certains me regardaient d'un drôle d'air, comme s'il n'était pas convenable de donner un placebo en réanimation. Il n'empêche. Cela n'avait rien de sorcier. C'était d'abord mon vieux maître qu'il fallait remercier.

En un peu plus d'un mois, Mohamed a guéri, enfin... son corps a guéri ; il n'a plus convulsé, nous avons pu enlever les tuyaux un à un ; il respirait tout seul, son cœur était bien régulier et sa tension stabilisée. Il avait perdu presque vingt kilos mais on voyait bien qu'il était encore solide. Quand nous avons enlevé la trachéotomie et qu'il a pu parler, il m'a tout raconté. Et là, je ne pouvais rien faire pour le guérir...

Les voisins étaient bien renseignés. Mohamed était parti au mois d'août pour rejoindre femmes et enfants au sud de Blida, à 150 kilomètres d'Alger, dans son village. Celui-là même qu'on voyait sur la grande photographie fixée sur le tableau de la chambre 2. Il possédait une voiture et comme beaucoup d'Algériens chaque été, il avait traversé la France et l'Espagne du nord au sud, pris le ferry de Malaga à Tanger et roulé encore à travers le Rif, puis Oran et Alger. La voiture était pleine de cadeaux, d'ustensiles ménagers introuvables là-bas, de disques et de vêtements. Il revenait vers ses origines. Revoir les maisons de torchis des mechtas, l'oued qui bordait son village, les palmiers et les eucalyptus et le soleil rouge sur les montagnes et tous les siens, les parents, les cousins, les amis qu'il avait quittés pour venir travailler en France.

Il est arrivé trop tard dans son village ; la route était mal entretenue et il avait été bloqué plusieurs fois par des barrages militaires. En 1993, c'était la guerre civile, là-bas. Chaque fois, les soldats en treillis vert examinaient ses papiers, fouillaient sa voiture, regardaient sous le châssis et finissaient par le laisser poursuivre sa route. Il avait dû donner un peu d'argent, négocier son passage plusieurs fois. Et finalement il arriva avec plus de vingt-quatre heures de retard.

La nuit était tombée. À l'entrée du village, il n'y avait personne dans les rues, plus de soldats, peu de lumières. Les phares de la voiture éclairaient le tuf blanc de la route et la poussière se soulevait derrière les roues et salissait les vitres. Un peu plus loin, dans la rue principale, il y avait des feux allumés devant quelques maisons et des ombres assises. Il a roulé jusqu'au bout du village. Il s'est arrêté devant la maison de ses parents. Il y avait du désordre, des cris, des pleurs ; il y avait une voiture de police, des gens agenouillés, des voisins qui l'ont reconnu, sont venus vers lui, l'ont entouré. C'est là qu'il a découvert sa famille, sa femme écartelée, couverte d'un drap blanc, ses deux filles éventrées, ses gendres égorgés, et ses petits-enfants morts qu'on avait enveloppés dans une bâche en plastique, tous alignés sur le sol. Toutes ces horreurs apparemment commises au nom d'un dieu unique et obscur qui avait ordonné leur mort.

Mohamed a enterré sa femme, ses filles, ses gendres et ses petits-enfants. Il ne pouvait pas rester. C'était trop dangereux. Il est reparti, seul, la voiture vide. Il a tout donné aux voisins, les vêtements, les disques, les livres et tous les ustensiles. Il a fait le voyage en sens inverse, sans manger, en buvant à peine. Alger, Oran, le Rif, l'Espagne et la France, du sud au nord. Il a retrouvé la rue de l'Alma, sa maison de Roubaix. Il s'y est enfermé, regardant nuit et jour les clichés de ses bonheurs passés, les fixant un à un sur les murs et les meubles. Et petit à petit, sans même qu'il s'en rende compte, son corps s'est retranché de tout puisque tout cela était insupportable.

Il est sorti du service au bout d'un mois et demi. Nous l'avons transféré en psychiatrie. Il y resta plusieurs semaines. La police classa l'affaire quand il revint chez lui. Ces horreurs ne la concernaient pas. C'était si loin.

La certitude de l'échec est rare, les évidences sont fugaces et souvent contradictoires. La décision suppose la connaissance détaillée des liens qui unissent le patient et son environnement. Ce sont des informations nécessaires et qui manquent souvent. Alors il faut un avocat particulier, celui qui niera les évidences apparentes et soutiendra par principe le contraire de la décision qui semble faire consensus. Ne serait-ce que pour tester son objectivité et éloigner la probabilité d'une lassitude collective et d'une information tronquée. Et s'il n'est pas possible de réfuter les arguments de cet avocat du doute, alors il faut douter et surseoir.

Pourquoi Mohamed s'était-il réveillé ? Y avait-il une explication médicale, scientifique ? L'effet tardif des convulsions ou de nos drogues ? Était-ce la douleur de l'injection d'eau distillée ? Avait-il perçu dans nos paroles la certitude de sa fin en cas d'échec ? Était-ce un simple réflexe vital qui lui avait permis de surmonter les pensées envahissantes, la litanie des prénoms de sa femme et de ses enfants morts ? Était-ce un message de sa famille dont il pouvait voir les images sur le tableau blanc ? La seule réminiscence de son passé ? Peut-être a-t-il compris qu'il était vivant, quand même ?

Mohamed est revenu me voir en consultation un an plus tard. Il a vendu sa maison à d'autres Algériens. Il est devenu jardinier, il s'occupe au cimetière de La Madeleine du carré musulman. Il n'a pas de séquelles physiques. Nous avons longuement parlé de ce qu'il avait vécu. Je voulais savoir quel degré de conscience il pouvait avoir gardé pendant toute la durée de son pseudo-coma, quels souvenirs avaient pu sédimenter au fond de sa mémoire, quelles douleurs il avait ressenties. Il me semblait que de son côté, il exprimait une forme de culpabilité ou bien qu'il recherchait l'apaisement, le pardon, la certitude qu'il n'était pas responsable et que l'assassinat de sa famille, de sa femme, des enfants, des tout-petits n'était en rien une punition divine.

J'étais persuadé qu'il s'était « enfermé » tout seul, à cause du chagrin, de la solitude, de l'impossibilité d'accepter. Et comme je voulais en savoir plus sur ce qui s'était passé, il m'a raconté sa version, les origines, l'existence qu'il avait voulu mener et qui l'avait conduit à cette désolation.

Il est revenu avec des documents. Il voulait me montrer son village natal. Il avait une collection de photographies anciennes, de lettres et de souvenirs. Il voulait tout me montrer, tout m'expliquer. Comme s'il était en quête d'explications.

Le nom de son village était imprononçable. Un bordj, Bordj el... À plus de trois jours de marche de la ville. On en découvrait la perspective une fois les premières ruelles traversées, après être monté sur une petite colline, au bas du fort qu'y avaient construit les Français. Il dominait toute la vallée et de là-haut, l'œil pouvait suivre précisément la longue descente de la rivière qui allait se perdre dans la plaine... Elle brillait quand il y avait de l'eau, l'hiver... De loin on ne voyait que le fort, le bordj n'était pas visible. Les maisons blanches se fondaient dans la craie et les fumées ténues qui s'échappaient des toits rendaient les contours flous et noyaient les détails, comme un mirage. Un village comme un autre, calme, loin des rumeurs de la ville dont on apercevait les lumières quand les nuits étaient claires. On vivait d'élevage et un peu de la chasse. Il ne poussait pas grand-chose sur le plateau. Il y avait tant de cailloux, tant de pierres que les générations successives n'avaient eu ni le temps ni le courage d'enlever. Il n'y poussait rien, en réalité. Il n'y avait là aucune des richesses d'un gros bourg, les gens étaient simples, les femmes pas très belles, et rien n'avait changé depuis si longtemps. Un bordj inviolé...

Cette description de carte postale faisait rire Mohamed. Il avait sa lucidité. Il disait que personne n'y venait jamais parce que c'était sans intérêt. Le fort n'était qu'un amoncellement de ruines, les moutons paissaient dans les douves asséchées. Jamais curées, progressivement remplies, solidifiées et couvertes d'une herbe un peu plus grasse. Deux cents habitants, vingt familles qui avaient survécu dans ce désert et qui s'y accrochaient, Dieu seul savait pourquoi ! C'est là qu'il était né, en 1924.

Le village ! C'était sur les photos une juxtaposition de maisons de torchis aux portes basses et aux fenêtres étroites. Des mechtas. Des ruelles en pente qui servaient de ruisseau quand il pleuvait, et c'était rare. Une misère qui faisait peur, profonde, ancienne, enracinée. Les mouches omniprésentes qui se posaient aux coins des yeux pour déposer leurs miasmes. Des enfants comme on en a tant vu, le ventre rond, les membres las, la teigne dans les cheveux, la morve au nez, le trachome aux paupières et la crasse enchâssée. Vivant comme leurs parents et leurs ancêtres avaient vécu, sans courage et sans désirs, ni révolte parce qu'ils n'avaient jamais rien connu d'autre et qu'ils n'imaginaient pas leurs différences. Ils voyaient parfois passer dans la vallée des caravanes riches et solennelles. Les chiens se souvenaient de l'odeur des chevaux et les femmes couraient ramasser le crottin frais dans la trace des voyageurs. Parce que les plantes poussaient alors un peu plus vite ou un peu mieux et qu'on leur avait appris cette dépendance.

Il ne se passait pas grand-chose. La mort d'un animal frappait plus que celle d'un gosse parce qu'elle était parfois plus lourde de conséquences. Les inévitables tromperies et mensonges qui engrossaient les femmes, défaisaient les familles en multipliant les bâtards. Les tempêtes de sable et les jours où le sirocco murait chacun chez soi. Les malades qu'on laissait mourir seuls et les morts qu'on accompagnait devant la pierre blanche. Les femmes qui accouchaient debout en grandes poussées algiques au milieu du sang et de la bouse, déchirant leur cordon avec des ciseaux de cuisine pour aller l'enterrer avec la graine d'un arbre qu'on espérait grand et large, ombreux et productif… et qui ne poussait jamais. Les femmes aussi qu'au soir de leurs noces, on violait par-derrière avec les mêmes poussées et les mêmes cris, le même sang pour leur emprisonnement que pour leur délivrance. Les fêtes enfin, très rares, lorsqu'un parent revenait en visite, effaré de cette atmosphère, les bras lourds de cadeaux dérisoires. Mohamed disait qu'il y avait ces jours-là dans le bordj une atmosphère particulière, avec des bruits inhabituels et des sourires qui ne l'étaient pas moins.

Il ne voulait pas rester là. Il avait voulu tout effacer, renier, faire disparaître. Il ne les aimait pas. Qui l'aurait pu ? Est-ce que leur disparition aurait pu faire une différence, un événement, une simple ligne dans un journal de la ville ? C'était comme une plaie qu'il fallait refermer, comme lorsqu'on excise une escarre, que l'on résèque une cicatrice inesthétique, hypertrophique et chéloïde. Tous ceux qui vivaient là n'avaient rien vu d'autre, rien compris à rien. Les guerres, les trêves, les progrès, les décadences, tout leur était resté lointain. Ils n'avaient que les traditions et les rites et les certitudes de la fatalité. Les mots qu'on pouvait leur dire ne les atteignaient pas. Lui voulait apprendre à écrire, à lire, à compter, pour vivre autre chose. Il quitta le village le jour de ses seize ans. Il se sentait pris dans un tourbillon d'espoir, de désirs, de haine et d'amour. Ses parents n'ont rien dit. Comment lui interdire de vouloir s'échapper ? Ils le regardaient, tristes et las, ils l'écoutaient silencieusement décrire ses attentes, faire des promesses. L'indifférence ou l'incompréhension ? Pourquoi changer quelque chose à la vie qu'ils pensaient toujours connaître ?

Il s'installa en ville, fréquenta un temps la mosquée, suivit les cours d'alphabétisation organisés par la mairie. Il vivait de petits travaux manuels – l'entretien des jardins, le ramassage des ordures. Il revenait au bordj deux ou trois fois par an. Les habitants l'accueillaient avec froideur, comme s'il les trahissait. Ils ne l'attendaient pas comme le messie, lui qui avait chaque fois l'illusion de leur apporter la parole divine, les idées, les préceptes, les sourates d'ordres nouveaux, celles qui changeraient leurs jours et leurs peines, qui déchireraient leur nuit. La vérité, quoi ! Ébranler leurs habitudes, démystifier leurs croyances, bouleverser leurs rites. Comme un commissaire, un roi mage. Il est allé de déception en déception. Ils n'avaient pas besoin de lui. La dignité, l'égalité, l'enrichissement des terres, l'éducation, l'irrigation : des mots creux qui se perdaient dans les broussailles du plateau. La terre était à tous puisqu'elle ne valait rien. L'égalité était évidente puisqu'ils ne possédaient rien. Leur dignité, c'était celle de vieillir, de procréer et de mourir là où ils étaient nés, dans la poussière blanche et les tourbillons des vents de sable. Et à l'âge de dix-neuf ou vingt ans, Mohamed était trop vieux pour un messie, trop jeune pour un commissaire. Il repartait. Il n'avait qu'un regret : s'éloigner de son frère, son cadet de quatre ans, qu'il aurait voulu convaincre des possibilités d'une autre vie. Mais son frère était immature, trop réservé, respectueux des remontrances des parents. Insensible à toute idée de rébellion. Lui, au contraire, voulait changer les choses, faire ses preuves. À la ville, dont il rêvait des lumières scintillantes, plus loin, au-delà de la vallée, ailleurs, de l'autre côté de la mer, le plus loin possible.

Quand les Américains ont débarqué, en 1942, il s'est engagé. Il s'est retrouvé soldat du corps expéditionnaire français, le CEF. Incorporé au 4e RTT quelques semaines après son engagement. Tirailleurs tunisiens, ce n'était pas logique, car les Tunisiens y étaient quasi minoritaires. Il est facile aujourd'hui d'en retrouver les faits d'armes et les zones d'ombre. La division d'infanterie algérienne, 3e DIA, 4e RTT, général de Monsabert. Joseph de Goislard de Monsabert, un grand seigneur. Il les mena vers la victoire et en envoya beaucoup à la mort. C'est dans les livres d'histoire pour qui s'y intéresse. La libération de Tunis, le débarquement à Naples, la remontée vers Rome, Cassino, le Belvédère, Sienne, Florence. Après, on les retira d'Italie. Pour délivrer la France. Ils étaient fiers d'y arriver. La France, c'était leur but. Débarquement à Cavalaire, Toulon, la route de Marseille, et puis Lyon, Besançon, les Vosges. Ils libéraient les villes et les villages à toute vitesse, trop vite pour l'intendance et les ravitailleurs qui ne pouvaient plus suivre. Ils finirent à Stuttgart en enfonçant les lignes allemandes…

Mohamed m'a dit que nous avions des accointances, qu'on devait partager des souvenirs communs, les mêmes visions, avoir les mêmes empathies parce que pendant tout ce temps-là, et il n'avait jamais compris pourquoi, il avait fait partie du corps de santé des armées. Versé dans une section de secours, moitié brancardier, moitié croque-mort… Il fallait bien qu'il y en eût. Moitié-moitié. Une vingtaine par section, cinq brancards, quatre hommes par brancard, un sous-officier pour commander. Ils faisaient du ramassage. Sur le champ, lors des assauts et après. Courir, s'arrêter, ramasser… et courir… Transporter les blessés, quand ils étaient assez vivants pour espérer que le chirurgien pourrait réparer quelque chose ; des presque-morts qu'une fois triés il fallait emmener sous la tente en espérant qu'ils arrêtent de crier, grâce à la morphine ; et des morceaux, ce qui restait des autres. Des bouts de corps, des troncs, des membres, des mains, des pieds arrachés, des têtes. Ils les ramenaient aussi, tentaient de les reconstituer et ils les enterraient. La croix, le croissant, les honneurs militaires expédiés…

À Naples, ils débarquèrent sans tirer un coup de feu, après les Américains. Une promenade de santé et même des permissions pour courir après les Italiennes. Et puis ils sont partis dans les montagnes. Au Belvédère, le régiment perdit plus de la moitié de ses hommes. Il n'avait jamais vu autant de morts, jamais ramassé autant de corps, dilacérés, ouverts, obscènes, à moitié enterrés dans la boue et les cratères d'obus. Sa section les empaquetait dans des toiles rugueuses et creusait en vitesse les tombes provisoires. Ils ont continué la route. À Rome, il fallait défiler pour démontrer leur force et leur courage, c'est ce que disaient les officiers. Ils durent laver et repasser leurs uniformes pour marcher en chantant le long des ruines antiques. À Sienne, ils n'étaient plus assez nombreux, il fallut reconstituer le régiment avec de jeunes recrues et on leur adjoignit des sections de goumiers. Le général avait interdit de bombarder la ville pour préserver les bâtiments historiques. La place du Campo était indemne. Ils défilèrent en cercle en suivant les circonvolutions et la pente de sa coquille. Dans la banlieue, les chars Tigre que les Allemands avaient dispersés dans les rues les bloquèrent pendant trois jours. La section de secours des goumiers perdit son adjudant, coupé en deux par une rafale. On raconta plus tard à Mohamed qu'il avait survécu.

C'est dans les Vosges qu'ils ont perdu le leur, d'adjudant. Il disait que cela avait été une journée très particulière, il se souvenait de tous les détails. Le 11 septembre 1944. Un automne désagréable. Il pleuvait dru. Le régiment progressait lentement dans les forêts. La pluie était tellement forte qu'on ne pouvait plus entendre les départs des tirs de mortiers. En suivant les groupes d'assaut, la section s'égara et quelques heures plus tard, au crépuscule, au détour d'une clairière, ils tombèrent par hasard sur une section de lance-roquettes allemande. C'étaient des chenillettes rapides portant deux mitrailleuses et des tubes multiples de trente centimètres. Les petites-cousines des orgues de Staline. Les Allemands les ont vite repérées à plus d'un kilomètre quand le ciel s'est éclairci un peu. Ils n'entendirent que le chuintement du souffle au moment du départ des obus et ils prirent tout en pleine figure. Enfin, c'est plutôt l'adjudant qui a tout pris, le visage traversé de part en part. Mohamed a réuni trois hommes et ils l'ont ramassé et couru sous les arbres. Il n'était pas mort. Il était dans le coma et il n'y avait que lui qui savait lire une carte. Ils ont ramassé quelques blessés de plus, ils ont laissé les morts sur place, couru, marché, monté et descendu les pentes dans les ornières et dans la boue. Ils essayaient de maintenir les brancards à l'horizontale pour que les blessés ne tombent pas. Ils se sont perdus. Ils ont continué au hasard dix ou quinze kilomètres dans la forêt, en pleine nuit. À un moment, l'adjudant s'est réveillé, il a réussi à leur montrer la direction qu'il fallait suivre. La bonne, parce que sans le savoir ils avaient traversé les lignes de front. Ils ont marché encore des heures en portant son brancard, en épongeant le sang qui coulait de son crâne. Ils ont fini par rejoindre le reste du régiment et le poste de secours. Et l'adjudant était toujours vivant.

Mohamed pleurait en me racontant tout cela. Il était envahi de tant de souvenirs. Les visages, les regards de ceux qu'il avait pu sauver. Et les paupières fermées de ceux qui étaient morts. Il disait que c'étaient les seules réalités de la guerre. Ils étaient ensemble, ils marchaient dans la même boue, ramassant les mêmes morceaux, enterrant les mêmes corps. Ni riches, ni pauvres, ni chrétiens, ni musulmans, ni Blancs, ni Noirs. Tous gris de boue et verts de trouille.

Ils ont continué, vu arriver un nouvel adjudant. Il était moins sympathique. Ils ont traversé le Rhin, la Sarre. Et puis Stuttgart, la fin, la paix…

Mohamed séjourna deux ans en Allemagne, dans les troupes d'occupation. Il disait que cela lui avait permis de partiellement cicatriser. Ils hissaient les couleurs tous les matins devant les casernements. Tous alignés en ordre de bataille, chantant *La Marseillaise* et *Nous les Africains. Y'a des cailloux sur toutes les routes/Sur toutes les routes y'a des chagrins*. Les prisonniers allemands encaissaient leur défaite et pleuraient leurs camarades. Ils regrettaient aussi leurs amis disparus, « *Einen bessern findst du nicht* »… La garnison française était mélangée de toutes les troupes qui avaient combattu depuis l'Afrique : tirailleurs, goumiers, légionnaires, artilleurs. Il y avait même quelques marins dont on se demandait ce qu'ils faisaient là. La fraternité. Tous arboraient des décorations. Ils astiquaient leurs uniformes et reprenaient les chansons ridicules des victoires définitives, « *Voici venir le jour de gloire… En vainqueurs nous défilerons… Et le diable marche avec nous…* » C'était ce qu'il fallait pour se remettre de tout ça.

Mohamed ne se plaignait pas, il s'en était tiré sans une égratignure et n'avait pas tiré un seul coup de feu ; il n'aurait pas pu, il n'avait pas d'armes. Rien que son brancard et sa petite trousse. Il disait qu'il avait quand même dû en tuer par négligence ou par erreur, beaucoup, et plus de Français que d'Allemands, qu'il ramassait aussi, bien sûr. Il suffisait de se tromper, de ne pas bien voir, de ne pas entendre les appels et les gémissements dans le fracas des mitrailleuses. Les brancardiers passaient à côté ou ne les trouvaient pas, enfouis comme ils étaient dans la boue des cratères. Souvent aussi, quand ils les découvraient, ils ne savaient plus très bien si cela valait la peine. Ils appelaient leur adjudant toubib qui tâtait le pouls, soulevait une paupière, palpait un abdomen, cherchait les trous d'où s'échappait le sang. Quand il disait « *fissa, fissa* », ils ramassaient le blessé et couraient au poste de secours. Souvent l'adjudant ne disait rien, il injectait la morphine, on passait au suivant. On n'avait pas besoin de faire une réunion pour décider. On savait qu'on reviendrait au même endroit, plus tard, pour emporter le corps. Mohamed disait qu'il n'était pas mauvais pour trier ceux qui n'avaient aucune chance. C'est ce qu'on lui avait appris.

Quand la guerre a cessé, il a eu peur de rentrer, de revenir dans ses traces. Il n'avait pas envie de retrouver les oueds desséchés, les maisons des mechtas, les soleils rouges. Du rouge, il en avait vu assez. Après l'Allemagne, on le démobilisa. Il partit dans le sud de la France. Il y resta jusqu'en 1956. Il retournait quand même au village, quelques jours tous les deux ou trois ans, quand il avait assez d'argent pour faire le voyage, en donner un peu à ses parents, rapporter des cadeaux.

Rien n'avait vraiment changé. À la ville, les rues s'étaient allongées, la banlieue misérable avait grandi, les refus et les méprises avaient semé les germes de méfaits plus profonds. Le début des déchaînements. Mohamed lisait les journaux, regardait les photos des attentats, les dégâts faits par les bombes artisanales, les noms des victimes, les cruautés et les vengeances. C'était devenu irrespirable. Il voulait rompre sa solitude. Il rencontra Asmaa, il l'épousa. Il repartit avec elle dans le Nord pour que ses enfants naissent ailleurs, là où ils n'auraient pas à subir les mêmes tourmentes.

Son petit frère avait grandi. Il était parti lui aussi, à la ville, partager la crasse des bidonvilles avec d'autres, bataillant avec eux, décidant des partages et des conciliations autour des feux d'ordures, autour des papiers gras. Quand il n'avait pas plu depuis longtemps, ils allaient voler l'eau des citernes dans les jardins des belles villas blanches. Et quand les maisons étaient vides, leurs habitants partis en voyage ou en vacances, ils s'installaient pour quelques jours, consommant leurs nourritures, couchant dans les patios, là où il faisait frais, à côté des fontaines où coulait un jet d'eau cristallin. C'était bien d'y dormir. Ils avaient aussi des armes, fabriquées au fond de leurs cabanes en tôle, des haches, des couteaux et des poignards arabes, effilés, fichés sur des tiges de bambou, comme des lances, des faux fusils en bois qui impressionnaient plus que les véritables, des bombes emplies de salpêtre et d'essence qu'ils faisaient exploser sous les voitures, pour rire. Ils avaient même un vrai pistolet dérobé quelque part, dont ils allaient vider le chargeur dans les bois, puis vérifier sur les troncs des arbres que la balle avait bien traversé l'écorce.

Un homme beaucoup plus vieux les avait recrutés, sûr de lui, silencieux, souriant. Il venait le soir, s'enroulait dans une vieille couverture et parlait pendant des heures. Quand la nuit était dense et tous les feux éteints, il s'en allait, sa silhouette se fondait dans le noir et le bruit de ses pas s'effaçait. Les enfants, il les appelait « mes petits gavroches ». Aucun d'entre eux n'avait jamais lu Victor Hugo et les mots résonnaient à leurs oreilles comme une langue étrangère. Personne n'aurait osé demander si c'était un compliment ou une insulte. Et ce n'était ni l'un ni l'autre. Il les avait apprivoisés.

Le petit frère de Mohamed lui raconta la suite. Le chef leur avait demandé de transporter des bombes, des vraies, celles-là. Des petites puis des grosses qu'ils cachaient dans leurs carrioles pour descendre les rues en trombe et passer en riant les barrages des soldats qui riaient avec eux. Ils ne savaient rien d'autre. Elles explosaient bien plus tard. Ils l'apprenaient en déchiffrant les journaux qui étalaient les chiffres et les noms des blessés et des morts. Le chef disait qu'il ne fallait pas lire, qu'ils n'étaient pas coupables, qu'ils étaient des héros. Mohamed essaya de sauver son petit frère, de le persuader de traverser la mer, d'abandonner tout ça, que ça finirait mal, pour lui et pour les autres. Ce dernier refusa tout net et traita son aîné de lâche.

Le temps passa. En 1962 vint la paix, l'officielle, celle que scellaient les accords, et puis l'indépendance qu'ils disaient tous attendre. Mohamed s'était installé à Roubaix, avec Asmaa qui attendait leur deuxième enfant. Il était devenu français. Même avec ses décorations, ça n'avait pas été facile. Il suivait de loin les catastrophes qui s'annonçaient de l'autre côté de la mer. Il y avait tant de vengeances inassouvies, tant de rancœurs et de haine. Il apprit les détails par des voisins, des conversations et les quelques messages de ses parents. Le

3 juillet, le lendemain du premier jour de l'indépendance, les habitants des villages, des bidonvilles, de la banlieue entière déferlèrent sur la ville avec les enfants à leur tête. Ils pénétrèrent dans les villas, dans les appartements, les bars, les magasins, dans tous les endroits que pouvaient posséder les Français. Ils ont brisé les meubles, éventré les lits, arraché les rideaux, tout jeté par les fenêtres en égorgeant ceux qui osaient résister. Ils ont enlevé les femmes et les jeunes filles et ils les ont violées à tour de rôle. Ils ne se sont lassés d'elles qu'après leur agonie. Ils avaient le droit des vainqueurs. Et ce n'était rien encore.

Pour d'autres, c'était la paix. Les soldats français avaient traversé la ville une dernière fois en regardant droit devant eux. Les ordres étaient de ne rien voir, ni les tas d'ordures, ni les ruines qui fumaient, ni les corps allongés dans les rues. Ils ne protégeaient plus personne et leurs têtes droites disaient leur honte. Ils replièrent leurs drapeaux et s'en allèrent à bord des navires de la flotte. Ils n'ont rien empêché. Ils confisquèrent les armes de tous leurs supplétifs en leur disant de retourner chez eux, dans leurs villages. Ils les ont repoussés de force. Ils les ont abandonnés. Quand la fumée du dernier bateau disparut à l'horizon, loin derrière la jetée, la foule qui avait convergé sur le port a réglé les derniers comptes.

Elle ne voulait rien d'autre que la vengeance, pas d'amnistie, de fraternisation, pas de paix des braves. Et tous les supplétifs que les soldats français avaient refoulés des camions, empêchés d'emprunter les échelles de coupée, frappés pour qu'ils cessent d'agripper les ridelles, tous ceux-là qui étaient massés sur le port, avec leurs bagages, leurs couffins, leurs femmes et leurs enfants, comme des imbéciles, espérant qu'un navire ferait demi-tour et viendrait les chercher, tous sont restés là, comme des agneaux, à attendre. Près de cinq cents hommes, femmes et enfants. C'était facile. Ils les ont fait défiler l'un derrière l'autre entre les haies formées par la foule. Ils les ont d'abord lapidés et les cris perçants et victorieux des femmes ponctuaient chaque chute et chaque apparition du sang. Puis, une fois amenés sur le stade, ils les ont triés, classiquement, de chaque côté du point central du terrain de football. Les tribunes étaient noires de monde. Ils ont gardé les femmes jeunes et belles pour remplacer celles qui ne l'étaient plus et dont tout le monde s'était lassé. Ils ont réuni les enfants et ils les ont jetés vivants dans les grandes cuves d'eau bouillante de la tannerie toute proche. Et ils ont fait souffrir les hommes qui restaient, plus de cent quatre-vingts, comme il fallait que ce soit fait. Le nez et les oreilles coupés, pour l'honneur, émasculés et écorchés lentement jusqu'à ce qu'ils meurent, les couilles dans la bouche et la gorge ouverte. Et les femmes poussaient encore des youyous en maudissant leurs victimes jusqu'à la cinquième génération.

C'est ce que Mohamed m'a raconté. Son frère y avait bien participé. Est-ce qu'il avait aimé ça ? Il espérait que non, mais n'en était pas sûr. Plus tard, ils ont accéléré les cicatrisations et effacé les souvenirs. Dix mille amnésiques désignèrent les héros responsables qu'ils auréolèrent de la gloire des massacres en échange du poids des péchés collectifs. On dissimula toutes les traces en enterrant les morts dans une grande fosse commune, mélangés à des leurres, des vieux uniformes, des chargeurs vides et des papiers qui permettraient d'attribuer les faits à d'autres et de leur en faire porter la responsabilité. On tassa la terre bien fort, on planta quelques arbres. La pluie d'hiver traça quelques rigoles, il y eut des fleurs au printemps, le sirocco déroula ses tourbillons de poussière. La sécheresse vint, craquelant la terre pour achever son retour à la texture originelle, finir d'apaiser les consciences. Cela n'avait été qu'un petit point-virgule, une ponctuation de l'histoire, le point pour les morts, la virgule pour les autres, avec le réveil épisodique des douleurs, des remords peut-être, comme un membre fantôme. Un oubli partiel, parce que malgré tout, il fallait se rappeler la promesse des malédictions et entretenir l'anathème pour les familles de ceux qu'on avait massacrés. Et Mohamed, même éloigné, même s'il n'avait rien fait, en faisait bien partie.

Il vieillit. Les enfants grandirent. Il changea plusieurs fois de nom et de métier. Mohamed, Ahmed, Mohamed, c'était tellement courant. Ambulancier, il savait faire. Trieur de pièces d'automobiles, il savait faire. Ramasser les ordures et travailler la terre, il savait faire. Il trouva des emplois dans les usines du coin, chez des particuliers. Il cacha ses médailles au fond de ses tiroirs. Il pensait que s'éloignaient les frissons du provisoire. Il ne restait au bordj que les sœurs de sa mère et leurs familles. Ses parents étaient morts, de maladie, en quelques mois, l'un après l'autre. Il ne put se rendre à leurs funérailles, c'était déconseillé, il restait des souvenirs. Son frère hérita de la maison. Il lui envoya des photos. Mohamed lui renvoyait de l'argent. Ses filles firent des études. Il avait juste assez de moyens pour leur donner ces perspectives. Son garçon a préféré le bâtiment et la menuiserie. En 1993, ses enfants voulurent connaître les lieux de leur origine. Lui n'était pas d'accord mais Asmaa put le persuader. Trente ans, ce devait être assez pour qu'on l'ait oublié. Ils ne seraient plus que des touristes, des étrangers, ils ne détenaient aucun secret qui puisse intéresser. Une illusion.

Voilà comment ça s'est passé. Non, trente ans, ce n'était pas assez. C'était ce que Mohamed avait voulu me dire. Est-ce que ses enfants, ses tout-petits n'avaient pas le droit de vivre ? Simplement parce que leur grand-père n'avait jamais voulu revoir le sang couler, à cause de ses médailles, des angoisses partagées, du ramassage des morts, des plaintes des blessés qui résonnaient encore presque chaque nuit dans ses cauchemars ? Était-ce plutôt pour le punir d'avoir voulu qu'ils ne connaissent rien de la boue des mechtas, de l'oued asséché, des ruelles poussiéreuses que lui avait quittés pour qu'ils vivent autrement, sans le poids du passé, des rites, des sourates assassines, sans les obligations des prières quotidiennes adressées dans la soumission au dieu vengeur ?

C'est au nom de Dieu qu'ils ont tué ses tout-petits. C'est le diable qui marchait avec eux. Lui ne pouvait même pas assouvir de vengeance. Il tapissa de leurs images les murs de sa maison dans la rue de l'Alma. Il ferma le verrou. Et puis, quelques semaines plus tard, on glissa sous sa porte des lettres et des menaces de mort, il me les a montrées. Ils n'en avaient pas assez. Il fallait qu'il se taise, il fallait qu'il se terre. Il voulait que personne ne puisse jamais le retrouver. Il posa des verrous supplémentaires, cessa de sortir, de manger, de boire. Il savait que sans apports, sans vitamines, sans eau, il finirait par s'enfoncer dans le coma. Il avait vu cela, en 1944, en Alsace, chez les déportés du camp du Struthof. Beaucoup étaient morts fusillés, pendus ou à cause de la lèpre et du typhus inoculés par les médecins nazis, mais après leur libération, beaucoup étaient morts aussi à cause de la dénutrition et de la violence des traitements. Il s'en est souvenu : quand pour les nourrir on leur donnait trop de sucre, trop vite, ils perdaient vite conscience, ils convulsaient et ils devenaient tout raides, catatoniques.

Il n'a jamais voulu me dire ce qu'il avait ressenti pendant toutes ces semaines. Il m'a dit qu'il avait oublié, qu'il en avait suffisamment de traces, une cicatrice sur la gorge, la trace verticale d'un coup de bistouri, d'un scalpel ou d'un poignard arabe, des ornières dans la tête aussi, des plages entières qui manquaient, revenaient par moments et puis disparaissaient. Pourtant il se souvenait très bien du Belvédère, de la bouillie des cratères où mouraient les copains, de Sienne et du grand adjudant qu'il était allé chercher entre les deux chars Tigre qui bloquaient toute la rue, des Vosges et de la marche sous la pluie, de l'Alsace, du village. Il décrivait si bien les douves du fort en haut de la colline où doivent encore probablement paître quelques agneaux. Il ne lui restait de son séjour en réanimation que les murs blancs, les lumières violentes et le bruit de la machine qui enflait ses poumons. Il m'a demandé un jour : « Pourquoi je ne suis pas mort ? Pourquoi vous ne m'avez pas abandonné ? » Je n'ai pas répondu. Et comme je voulais savoir pourquoi il s'était réveillé, il m'a dit avec un pauvre sourire que c'était à cause de moi, parce que j'avais crié : « *Asma !* Mohamed ! *Asma !* Reviens ! Sors de là ! » Mon accent était mauvais, il a cru que je parlais de sa femme, qu'elle était toujours là. C'est pour elle qu'il est revenu. C'est tout.

Mère et femme

Marlène venait d'avoir quinze ans lors de son admission dans le service. Nous l'installâmes chambre 14. Elle était passée par les urgences, amenée en catastrophe par le Samu pour une détresse respiratoire. Elle souffrait d'une maladie très rare, la forme juvénile de la sclérose latérale amyotrophique. La SLA, la maladie de Charcot, celle qui touche habituellement les hommes de la cinquantaine et les tue, inexorablement, en quelques années, parfois plus vite. C'est une dégénérescence maintenant bien connue. Cela débute par quelques maladresses lors des mouvements difficiles, puis survient une faiblesse symétrique et croissante de la force des muscles. Et le corps s'atrophie. Et il ne reste plus que de petites contractions superficielles et involontaires, déclenchées par une pichenette, visibles sous la peau, sur la langue, un tressaillement transitoire, une fasciculation. La voix disparaît, la déglutition devient impossible et enfin arrive la paralysie des muscles respiratoires. Et la mort souvent hâtée par une infection terminale. Ce sont des malades qui sont rarement admis en réanimation. Nous sommes là pour accompagner le temps de la résilience, permettre la reprise des fonctions vitales, et non pour prolonger par d'interminables agonies des échecs inéluctables.

Marlène avait quinze ans et bien sûr, lorsque les premières paralysies sont apparues, le diagnostic était difficile. Ce furent des errances émaillées d'examens inutiles, des radiographies, des scanners qui ne montraient rien, de multiples prises de sang toujours normales, pendant que petit à petit, la maladie progressait. Sa mère avait fini par exiger la consultation d'un neurologue spécialiste des maladies dégénératives et le diagnostic était tombé, comme une réponse définitive aux interrogations inutiles.

Marlène n'avait pratiquement pas connu son père, disparu quand elle avait deux ans, lors d'un accident de circulation dont je n'ai pas su les détails. Elle n'avait pas de frère, pas de sœur. Mère et fille vivaient ensemble dans un appartement proche du centre-ville. Marlène allait au collège, sa mère travaillait dans une entreprise d'expédition. Rien que de très banal. C'est peu dire qu'elles étaient proches. La mère vivait pour sa fille ; la fille n'avait que sa mère pour référence. Les médecins expliquèrent à peu près tout, l'aggravation inéluctable, les paralysies progressives, la disparition de la voix et des possibilités d'alimentation, et surtout l'absence de tout traitement efficace. Cette maladie ne pouvait relever que de soins palliatifs, de la prise en charge des symptômes d'inconfort, des douleurs et des rétractions. Ils passèrent sous silence la fin de vie, marquée par l'insuffisance respiratoire et l'étouffement. C'était suffisamment difficile d'expliquer le pronostic sans entrer dans les détails. La mère de Marlène était déjà détruite, annihilée. Il fallait du temps pour admettre tout cela, attendre qu'elle passe de l'incrédulité à la révolte puis à la résignation et qu'elle accepte de limiter les possibilités thérapeutiques à l'adoucissement des derniers mois de sa fille. Et l'on donna très peu d'explications à Marlène : maladie grave... elle ne pourrait plus aller au collège... il lui faudrait un fauteuil roulant... on lui donnerait le traitement qu'il fallait. Qui aurait pu lui dire la réalité et anéantir ses espérances ? Elle était si belle, de grands yeux au bleu profond, des boucles blondes qui retombaient en torsades désordonnées, une peau éclatante. Elle était très intelligente et elle consolait sa mère en lui répétant sa certitude qu'elle guérirait un jour.

L'aggravation inéluctable qui caractérise la maladie de Charcot ne suit pas toujours la même pente progressive qui permet la prédiction fiable des événements et leur préparation. Le temps s'est accéléré brutalement et la paralysie respiratoire est survenue alors que Marlène avait encore la capacité de se mouvoir et même de marcher. Et cela ne fit qu'aggraver l'insuffisance respiratoire. Plus elle bougeait, plus elle consommait d'oxygène et moins elle pouvait l'envoyer dans ses poumons. Une petite infection virale, un rhume très banal précipita la situation. Elle s'étouffa. Sa mère appela le Samu. Mis au courant du diagnostic, le médecin urgentiste décida de mettre en place des lunettes nasales pour lui donner de l'oxygène, et comme cela ne suffisait pas, une ventilation assistée au masque. Nous appelons cela la VNI, une ventilation non invasive, parce qu'elle ne nécessite pas d'intubation de la trachée. Elle peut permettre de satisfaire les besoins en oxygène en aidant le malade à respirer. C'était très sage de la part de l'urgentiste. Il nous laissait le soin de décider de la poursuite d'une ventilation plus agressive. Et il nous amena Marlène.

Malheureusement, la VNI n'est plus efficace au stade de l'amyotrophie paralysante. Elle ne protège pas des troubles de déglutition et elle peut même les aggraver. L'estomac peut se gonfler d'air, les sécrétions du pharynx stagnent et finissent par entrer dans la trachée. Et faute d'aspiration dans les voies aériennes, l'air ne passe plus. Et il n'y a plus que l'intubation qui permette de poursuivre l'assistance ventilatoire, parce qu'elle assure l'étanchéité. Vous le savez maintenant, vous vous souvenez de Mohamed. Là, c'était différent. C'était une dégénérescence. En quelques jours, en quelques heures, Marlène était passée d'une autonomie respiratoire apparente à une dépendance totale et définitive. Il n'y aurait aucune possibilité de la sevrer de sa machine. Celle-ci remplacerait son diaphragme paralysé et éviterait qu'elle meure étouffée. Et cela prolongerait sa vie…

Il y avait un prix à payer. Je le savais, nous le savions déjà à l'époque, parce que nous avions l'expérience de cas identiques, de patients atteints de la même maladie qui étaient arrivés en réanimation sans diagnostic et que, dans le doute de l'urgence, nous avions intubés et mis sous respirateur, pour constater plus tard qu'ils en étaient devenus totalement tributaires. La ventilation assistée qui prévenait la mort par paralysie respiratoire offrait à la maladie la possibilité d'évoluer vers une situation bien plus effrayante. La paralysie totale de tous les muscles, la perte de toute vie de relation, l'absence de toute possibilité de mimique et de déplacement des yeux, l'altération de la pensée, et tout à la fin, la démence et l'enfermement total dans un corps pétrifié. La machine pouvait continuer de souffler dans les poumons jusqu'à la délivrance de la mort. Et cela pouvait durer des années. L'alternative, c'était mourir tout de suite ou mourir plus tard dans ces conditions-là. Depuis que nous étions nantis de ces expériences, les neurologues nous envoyaient leurs patients pour que nous puissions déceler par quelques examens les premiers signes de paralysie respiratoire, et nous savions alors qu'il était temps de leur expliquer les futurs possibles. Très vite sans la ventilation ou plus tard, une fois épuisées par étapes les ressources des aides partielles à la respiration, puis celles de la trachéotomie et de la dépendance absolue. C'était à eux de choisir. Ils pouvaient réfléchir. Ils en avaient le temps. Et nous leur expliquions tout cela avec les pauvres garanties de l'accompagnement terminal, du possible retour en arrière. Nous pourrions arrêter la ventilation s'ils le désiraient. Cela précipiterait leur fin, mais il faudrait qu'ils en expriment la volonté. Et nous savions que c'était un possible mensonge parce qu'il y avait un moment où l'enfermement et la démence pouvaient rendre toute volonté inexprimable. Et à ce moment-là, ils ne pourraient ni prendre de décision ni la faire savoir et ce serait à leurs proches de s'exprimer à leur place, s'ils en étaient capables. Et ce serait enfin aux médecins de décider pour eux de mettre un terme à leur vie ou de s'y refuser. C'était une impasse. C'était la loi.

Alors, pour mieux comprendre l'histoire de Marlène, il vous faut lire celle de M'hand, que j'avais pris en charge dix-huit mois auparavant. Il souffrait de la même maladie. Il en était à mi-chemin des étapes que je viens de décrire. Diagnostic certain, atteinte déjà évoluée de sa motricité, essoufflement modéré, conscience parfaite. Ingénieur commercial, un physique impressionnant, 1,85 mètre et 90 kilos de muscles qui commençaient à s'atrophier. Il ne pouvait déjà plus marcher sans aide. Il venait pour faire le point sur sa situation respiratoire. Les neurologues lui avaient expliqué sa maladie, les signes, l'évolution inéluctable et ses conséquences.

Sa femme se prénommait Julie. Elle refusait de les croire. Ils avaient deux enfants, deux garçons de huit et dix ans, elle était enceinte du troisième. Nous nous sommes rencontrés une première fois en consultation. Physiquement, il émanait d'elle une force impressionnante ; une invulnérabilité évidente. Elle avait tous les signes de la beauté des femmes enceintes au deuxième trimestre, une peau magnifique, une pluie de petits grains qui parsemaient ses joues et les ailes de son nez, les yeux brillants et clairs. Elle se déplaçait sans gêne, avec grâce, malgré son ventre rond. Tous les deux sont arrivés par l'entrée réservée aux consultants handicapés, en rez-de-jardin. À travers la baie vitrée coulissante qui menait vers le couloir, je l'ai vue ouvrir la portière du 4 × 4 qu'elle avait arrêté dans le hall des ambulances. Elle a refusé l'aide du brancardier qui lui avait apporté un fauteuil roulant. D'un seul geste, elle a soulevé son mari et l'a transporté sans difficulté sur le fauteuil. Il l'aidait à peine en entourant son cou. Elle n'a pas voulu non plus que je l'assiste pour l'installer sur le lit d'examen, dont elle a toute seule relevé le dossier. C'était impressionnant de facilité et de puissance tranquille.

Je leur ai expliqué ce que nous allions faire et nous avons commencé les examens fonctionnels : inspection, auscultation, mesure des volumes et débits pulmonaires, contrôle de l'oxygénation. Il paraissait aussi calme et décidé qu'elle, accommodant, intelligent, comprenant avec aisance toutes les manœuvres à faire. Le bilan n'était pas fameux, il avait déjà une restriction sévère de ses capacités respiratoires. Il dormait mal, réveillé par de courtes apnées récidivantes qui fragmentaient son sommeil. Les efforts modérés déclenchaient un essoufflement rapide, une sensation de blocage thoracique qui reflétait l'ascension pathologique de son diaphragme paralysé.

Le moment des explications était venu, l'étalage des choix possibles. Je leur ai dit que j'allais leur redonner les informations nécessaires. Elle m'a tout de suite coupé la parole pour me dire qu'elle ne croyait pas au diagnostic du neurologue et qu'elle avait déjà pris rendez-vous avec un spécialiste parisien pour avoir un autre avis et savoir quel traitement pouvait être proposé. C'était compréhensible. Le rendez-vous était prévu dix jours plus tard. Ils avaient décidé de s'y rendre en voiture. Ce n'était pas discutable et j'ai simplement plaidé pour retarder le rendez-vous de deux à trois semaines, le temps de mettre en route une aide ventilatoire pour qu'il soit en sécurité. À ma surprise, cela n'a pas posé de problème. Nous avons façonné un masque nasal en silicone pour assurer la ventilation non invasive, fait le test de tolérance et d'efficacité et – je n'avais jamais vu cela – il s'y est adapté tout de suite. Le soir même, ils étaient repartis. Je l'ai vue comme à leur arrivée porter son mari d'un seul élan du lit d'examen au fauteuil et du fauteuil à la voiture. Nous étions convenus de nous revoir après la consultation du spécialiste parisien. J'étais sûr que cela ne déboucherait sur rien, le diagnostic était certain. Il y avait déjà des fasciculations évidentes qui tressaillaient sous la peau, sa langue était en voie d'atrophie et le bilan respiratoire confirmait la progression.

Ils sont revenus, comme prévu, à l'heure et dans les mêmes conditions. Quelque chose avait changé dans son regard à elle. J'y lisais une lucidité nouvelle, une dureté, comme si elle avait pris une décision. Après avoir contrôlé l'état respiratoire de son mari, j'ai repris le fil de mes explications avortées. Et elle m'a encore une fois coupé la parole : « Ne vous fatiguez pas, docteur, nous avons compris l'alternative. »

Il est toujours très important de savoir ce que les patients ou leurs proches ont vraiment compris du diagnostic, du pronostic, des événements auxquels ils vont devoir faire face. Il faut leur faire exprimer les choses avec leurs mots à eux. La sémantique a son importance. Notre parole est difficile à décrypter, notre vocabulaire est souvent trop vague ou trop précis. Pour masquer nos insuffisances, nous avons tendance à exprimer trop de certitudes. Mais là, c'était parfaitement inutile. Elle m'a répété mot pour mot les termes du choix qu'ils allaient devoir faire. Et c'était pour me dire qu'ils en souhaitaient un autre.

« Nous voulons que vous nous aidiez. Pour les enfants. Mon mari ne veut pas de la trachéotomie, ni de l'assistance ventilatoire prolongée. Il veut voir naître notre enfant et s'occuper des aînés tant qu'il le pourra, avec la VNI. Et quand il ne le pourra plus, nous aurons besoin de vous. »

Elle a laissé la dernière phrase en suspens. Et lui m'a regardé droit dans les yeux en approuvant. Après avoir pris une longue inspiration, il m'a dit d'une voix précipitée : « Vous comprenez ce que ma femme vous a dit, docteur. Vous comprenez ? Nous pourrons compter sur vous ? »

Nous nous sommes revus trois fois au cours des six mois suivants. La dégénérescence a progressé. Elle accoucha sans problème. Une fille. Et il put être présent lors de la naissance. Je m'étais entendu avec l'obstétricien pour qu'il puisse être installé dans la salle de travail, dans son fauteuil électrique, avec le masque de VNI qui assurait constamment sa respiration. Et il put recevoir sa fille dans son giron et l'entendre crier. À cette étape de sa maladie, il était devenu totalement dépendant, il ne pouvait pratiquement plus quitter le masque de ventilation et celui-ci imprimait sur les ailes de son nez des marques rouges et un début d'escarre. Il avait de plus en plus de mal à s'alimenter et, comme il avait refusé la mise en place d'une sonde gastrique, il ne pouvait plus se nourrir que de liquides pâteux. La paralysie était presque totale et il n'avait plus que la capacité de prononcer des mots brefs, des « oui », des « non ». Mais sa conscience était intacte et sa volonté n'avait pas changé. Lors de notre dernière entrevue, je lui ai proposé encore une fois la trachéotomie. Et il a exprimé plusieurs fois son opposition catégorique.

Un mois après la naissance de sa fille, sa femme a demandé à me voir.

« Il dort mal, m'a-t-elle expliqué. Vous savez, il ne peut plus se passer de la machine, même quelques minutes. Il ne peut plus s'occuper des enfants, même leur parler. Et il a maintenant des douleurs, des migraines, des contractures. Vous pourriez lui donner quelque chose ? Les antalgiques habituels ne marchent plus et notre médecin traitant a trop peur de l'effet des médicaments sur la respiration. Il ne veut rien prescrire de plus fort. Vous vous souvenez, docteur, vous aviez promis de nous aider ?

– Voulez-vous que je le revoie en consultation ? Il y a peut-être un problème de réglage de la machine ?

– Non, ce n'est pas cela. Si vous voulez nous aider, il faut lui donner quelque chose de plus fort pour ses douleurs.

– De plus fort ? »

Elle ne m'a pas répondu. Elle m'a longuement fixé sans rien dire. Est-ce que je pouvais faire autre chose que satisfaire sa demande ? Je savais que c'était aussi celle de son mari. Il me l'avait assez répété. C'était une aide terminale qu'ils attendaient, l'application de la garantie que je leur avais exprimée lors de notre deuxième entretien. « J'irai avec vous jusqu'au bout, je ne vous abandonnerai pas. » J'ai pris dans la pharmacie du service les médicaments indispensables, la benzodiazépine à durée d'action très courte qui lui permettrait de s'endormir d'un coup et le morphinique qui abolirait la douleur. J'ai expliqué la façon de faire, j'ai proposé de venir chez eux. Elle a refusé. Elle est partie en mettant dans son sac le sachet de médicaments. Sans un mot de plus, sans un remerciement. Elle m'a téléphoné une semaine plus tard. Elle m'a simplement dit qu'il était mort dans son sommeil et sans douleur. Elle m'a envoyé un faire-part.

Vous comprenez mieux maintenant, je pense, la situation de Marlène et de sa mère, et la différence. C'était l'urgence. Il y avait la même alternative à discuter mais le temps manquait. J'ai emmené la maman de Marlène dans mon bureau et je lui ai décrit ce qui attendait sa fille si nous décidions de la mettre sous ventilation assistée. La dépendance, la diminution progressive de toutes ses capacités, l'altération de ses facultés mentales. Et je lui ai proposé de ne pas le faire et de l'endormir, là, maintenant et définitivement. La mort tout de suite et ainsi la prévention de sa déchéance. Et je lui ai dit qu'il y avait un prix spécifique à payer, pour elle. Parce qu'elle était sa mère et que Marlène était mineure, la décision lui appartenait entièrement. Nous dépendions d'elle.

« Vous me demandez de tuer mon enfant ? C'est cela que vous me demandez ? » Il y avait de la colère dans sa voix, du mépris, de la révolte.

J'ai dit : « Non, ne dites pas cela. Je vous demande de me laisser décider pour vous, de renoncer à votre autorité parentale, à votre devoir. Je prends la décision, je me substitue à la vôtre. Vous ne serez pas responsable. »

Elle s'est mise à crier en frappant de ses mains sur mon bureau.

« C'est parfaitement hypocrite. C'est révoltant. Si je vous donne cette possibilité, c'est exactement la même chose. Je vais tuer ma fille par procuration ! De toute façon, je ne vous crois pas ! Il faut qu'elle vive, il y aura des traitements, des progrès. Et même si rien de tout cela ne survient, elle pourra avoir quelques mois, quelques semaines de vie, de survie, et je pourrai tout faire arrêter quand elle n'en pourra plus.

– Vous croyez ? Vous croyez que vous pourrez le faire si vous ne le pouvez pas aujourd'hui ? Ce sera pire, impossible. Vous vous serez habituée, peut-être endurcie, vous aurez tissé entre vous deux une nouvelle relation, une autre dépendance, et toute décision vous rendra encore plus coupable. »

Je voulais qu'elle pense d'abord à sa fille, à ce qu'elle allait lui faire subir. Qu'elle se rende compte que sa mort était préférable. Et je savais que c'était impossible, qu'il n'y avait aucune chance de rompre le lien vital qui les unissait. Elle avait raison, je lui proposais de me laisser procuration pour décider ; c'était une illusion, un masque hypocrite. Il aurait fallu la déchoir de son autorité, obtenir une tutelle, la condamner. Et c'était impossible, inacceptable et cruel.

Elle a décidé. Nous avons intubé Marlène et nous l'avons mise sous ventilation assistée. Nous l'avons trachéotomisée une semaine plus tard. Nous avons mis en place une sonde gastrique définitive. Elle a tout subi sans incident. Et elles sont rentrées chez elles. L'hôpital à la maison, le lit médicalisé, les flacons de nutrition, la machine qui soufflait vingt-quatre heures sur vingt-quatre et tout ce qui devait survenir.

Je ne reçus aucune nouvelle de Marlène pendant dix mois. C'est sa maman qui m'a appelé au téléphone. Elle m'a dit qu'elle était morte, immobile et pétrifiée, avec des escarres partout, son corps atrophié et ses pensées insondables, enfermée, sans plus de paroles, de signes, de lien. Elle m'a dit : « Je vous hais, docteur, vous ne pouvez pas savoir comme je vous hais. C'était à vous de le faire et ne pas me le dire, et l'endormir et me donner une explication, me raconter n'importe quoi pour que je vous croie, qu'il était arrivé une complication, que son cœur s'était arrêté et que vous n'aviez rien pu faire pour la sauver. Me mentir, docteur, vous comprenez, me mentir ! Je vous aurais cru ! » Et elle a raccroché.

L'histoire de M'hand et de Julie, celle de Marlène et de sa mère m'ont fait regretter les premiers temps de la réanimation, lorsqu'il n'y avait que la loi pénale des interdits criminels, lorsque le paternalisme médical, aujourd'hui condamné, nous donnait tous les pouvoirs, celui de décider de la vie et de la mort de nos patients sans en faire porter le fardeau à leur famille. C'était lourd et difficile. En pratiquant ce métier, nous avions la certitude d'avoir à creuser les tombes de notre cimetière personnel et à en supporter les extensions. Et comme le risque était pour nous celui d'une inculpation d'homicide volontaire et d'un procès aux assises, nous décidions tout seuls. Nous endormions nos patients par une sédation terminale et rapide, en catimini, en secret, sans laisser de traces. Et nous offrions des explications mensongères et logiques aux familles, et elles les acceptaient. Et parfois nous avions l'impression qu'elles avaient parfaitement compris ce que nous avions fait. C'était une façon de les soulager. Elles nous faisaient confiance. Nous pensions être investis de ces responsabilités-là. Nous n'étions ni des dieux ni des bourreaux. Oui, c'était certainement déraisonnable. Mais aujourd'hui, c'est aux proches, aux familles, aux parents qu'il revient de prendre ces décisions pour leurs enfants, leur conjoint ou leurs vieillards inconscients, et d'en supporter le poids. Et parfois, ils ne peuvent plus que nous haïr et regretter nos lâchetés.

Julie avait-elle pu donner la mort à son mari ? Avait-elle eu ce courage ? Cela paraissait peu vraisemblable. Pourquoi l'aurait-elle fait ? Parce qu'elle n'en supportait plus la charge ? À sa demande ? Pour tenir une promesse ? Pouvait-elle encore le comprendre, être sûre qu'il persistait dans sa décision initiale ? Il était condamné, nous le lui avions tous dit, qu'il mourrait, dans un coma progressif, par manque d'oxygène, à cause de l'accumulation de son gaz carbonique. Sa machine ne suffirait plus. Il y aurait des fuites… Il partirait sans douleur et inconscient.

C'était lui le responsable, lui qui avait décidé. Enfin c'est ce que je pensais. Il me l'avait dit et répété et je n'avais jamais eu l'impression qu'elle l'ait forcé à prendre cette décision. Il ne voulait pas de la trachéotomie, devenir un corps immobile, sans réaction, sans relation possible. Ne plus parler, ne plus ouvrir les yeux, ne plus bouger du tout, même les doigts, même hausser les épaules ou détourner la tête. Incapable de communiquer, d'exprimer la douleur, l'inconfort, de signaler le pli du drap qui gêne dans le dos, l'envie d'uriner, de déféquer, de boire. Il ne pouvait déjà plus faire grand-chose de tout ça mais il ne voulait pas qu'on le fasse pour lui, même seulement qu'on essaie. Il le lui avait dit, il me l'avait dit, il avait décidé.

Je pensais au contraire qu'elle n'était pas d'accord. Elle ne désirait pas qu'il meure. Elle voulait s'occuper de lui. Il aurait pu vivre quand même. On aurait fait la trachéotomie, il n'y aurait plus eu de fuites, il aurait respiré. Avec suffisamment d'oxygène et sans trop de gaz carbonique. Il serait resté conscient, très longtemps. Immobile mais conscient. Elle aurait pu l'installer dans le salon, au rez-de-chaussée, là où il y avait assez de place pour son lit médicalisé. Avec la machine à côté, l'aspirateur à sécrétions, l'extracteur d'oxygène, le sachet à urines, la pompe pour l'alimentation, le petit moniteur qui aurait affiché en continu son oxygénation. Ils auraient pu communiquer quand même. Elle savait très bien quand il avait mal, quand il était angoissé, quand il n'était pas bien. C'était son mari, qu'elle connaissait par cœur, elle pouvait ressentir ses douleurs. Elle savait le laver, l'installer dans son lit, le masser, le caresser, enduire sa peau de crème pour qu'il n'ait pas d'escarres. Tous les matins, elle allumait la radio pour les informations, il s'y intéressait toujours. Puis elle passait des CD pour qu'il écoute sa musique préférée, du blues, du jazz et du classique aussi, du Mozart, du Satie ou du Brahms, les *Klavierstücke*, ces morceaux qu'il passait tout le temps quand il pouvait encore se servir du lecteur. Il ne serait pas devenu fou, dément, comme disent les médecins. Il serait resté conscient, il aurait entendu sa voix et senti son parfum. Peut-être même qu'elle se serait déshabillée, pour qu'il la touche. Elle aurait placé ses mains sur ses seins, sur ses fesses, entre ses cuisses. Il aurait bien perçu qu'elle avait toujours envie de lui. Ils auraient eu un peu de bonheur, quand même. Elle donnait l'impression d'une telle solidité.

C'était peu vraisemblable. Qu'elle ait pu décider de lui donner la mort. C'était le père de ses enfants. Ils avaient fait la petite dernière en sachant qu'il était malade. Lui n'en voulait pas et elle avait dû le persuader. C'était comme un défi ; s'il pouvait lui faire un bébé, il serait capable de guérir. L'attente de la naissance arrêterait l'aggravation des paralysies. Il ne voulait pas, il était déjà très fatigué. Peut-être qu'il avait suffi qu'elle le caresse et se mette à califourchon sur lui, ou autrement dans sa position préférée, il n'avait pu lui résister. Pourquoi l'aurait-elle tué ? Comment aurait-elle pu priver ses deux garçons de leur père ? Ils venaient le voir plusieurs fois par jour dans sa chambre. Ils s'asseyaient au bord du lit, ils lui prenaient la main, ils lui racontaient leur journée, leurs petits ennuis à l'école. Il a contrôlé leurs devoirs jusqu'au bout. Il avait bien pris le coup avec le masque de VNI, au début, quand il bougeait encore un peu et qu'il pouvait tenir quelques secondes sans la machine. Il prenait une grande inspiration, il retirait le masque le temps de prononcer une phrase courte en expirant. Les enfants le comprenaient bien. Plus tard, il ne pouvait plus parler du tout mais il clignait des paupières, une fois pour *oui*, deux fois pour *non*. Je leur avais dit d'utiliser un tableau avec des petits schémas qui figuraient ses besoins. Les garçons lui montraient les dessins et il clignait des paupières quand c'était ce qu'il voulait. Plus tard, il n'y arriva plus mais en consultation elle m'avait dit qu'elle avait l'habitude, qu'elle comprenait très facilement ce qu'il lui fallait. Elle avait tout organisé pour qu'il soit bien. Il aurait pu tenir longtemps.

Il y avait un autre argument, particulier. Elle m'avait expliqué que pour elle, la vie était un don de Dieu, qu'on ne pouvait pas reprendre. *Tu ne tueras point.* Elle tenait cela de son éducation, de ses parents, très catholiques. Elle disait y croire totalement. Un interdit absolu. Un commandement. Elle pensait que pour lui c'était pareil. Il y a toujours un espoir, tant qu'on est là. Il y a des miracles ! La médecine ne peut pas tout expliquer. La science a des limites. Pourquoi tant de malades incurables vont à Lourdes et en reviennent guéris ? Elle y était allée, les avait vus, tous ces gens, tous les paralysés. Ils y croyaient, ils espéraient et de temps en temps, pour ceux qui y croyaient vraiment, il se passe quelque chose. La maladie s'arrête, ils se lèvent et ils marchent, comme Lazare. Elle avait vu une jeune femme qui souffrait d'une sclérose en plaques, dans son fauteuil roulant. Quand elle était sortie de la grotte, elle avait pu tenir debout, quelques instants. Elle pensait qu'avec son mari, ils auraient dû y aller ensemble, mais lui ne voulait pas. Ce n'était pas sa religion. Elle s'y rendit toute seule. Peut-être que ce n'était pas assez. Il aurait peut-être fallu qu'il soit présent, qu'il y croie autant qu'elle, qu'il espère et prie Dieu. Prier pour qu'Il l'entende, elle ne pouvait pas le faire pour lui.

J'avais compris que dans leur couple, elle décidait de presque tout. Il l'aimait tellement qu'il ne pouvait la contrarier. Ce devait être aussi une forme de facilité. Le refus de la trachéotomie était une révolte ultime, un orgueil désespéré. Il aurait pu la laisser décider. Elle se serait occupée de lui. Elle avait bien commencé. Cela faisait douze ans qu'il lui faisait confiance. C'est ce qu'elle disait. Il était toujours d'accord, quand elle proposait une sortie, quand elle décidait des vacances, des amis à inviter, des achats à faire. Même pour ses vêtements, ça l'ennuyait tellement qu'il la laissait les acheter, même ses chaussures. Ils y allaient ensemble, il arrêtait la voiture devant le magasin et il restait dedans. Alors elle entrait dans la boutique, choisissait un ou deux modèles et elle les lui montrait, de loin, en s'avançant sur le trottoir. Il approuvait toujours ses choix. Elle connaissait sa taille, 42 et demi. Il fallait la demi-pointure, parce que 42 c'était vraiment trop petit et 43 c'était trop grand, la chaussure lui quittait le pied et il attrapait des ampoules. Il fallait aussi du 42 pour les pantalons et 39 pour le col des chemises, pour que ça ne bâille pas. Il avait le cou assez étroit. Pour la cuisine, c'était pareil. Il trouvait toujours que c'était bon, elle pouvait faire n'importe quoi, un petit plat facile ou un truc très sophistiqué, c'était parfait et il en reprenait toujours pour bien le lui montrer. Il n'y avait pas grand-chose qu'il n'aimait pas. Quand il ne fut plus capable de manger les aliments solides, elle lui mixa tous ses plats préférés et elle les lui donna à la petite cuillère. Elle le faisait bien pour le bébé, c'était facile.

Elle manifestait beaucoup de reconnaissance envers ses deux parents. M'hand n'avait plus les siens. Il les avait perdus très jeune, il n'avait jamais su avec précision de quoi ils étaient morts. C'est une tante qui s'était occupée de lui. Et d'une certaine façon, Julie la remplaça. Quand il tomba malade, ses parents l'ont bien aidée. Ils se sont occupés des enfants. Ils les ont pris chez eux. Elle les en remerciait. Elle avait tant de respect pour eux. Elle disait que son père et son mari se ressemblaient beaucoup. Des hommes calmes et gentils. Toujours d'accord avec ce qu'on leur proposait. Elle pensait qu'elle était plutôt le portrait de sa mère, qui lui avait appris la valeur de la vie, les commandements, les interdits, l'importance de l'espoir en la résurrection.

Quelques mois après la mort de son mari, elle accepta sur les conseils de son médecin traitant d'aller consulter un psychiatre. Elle souffrait profondément. Elle refusait l'évidence de sa disparition. Sa foi, ses certitudes prenaient un tour un peu pathologique. C'était la conviction de son médecin. Je pensais pour ma part que ce n'était qu'une réaction normale, peut-être un peu exagérée. Elle n'était pas devenue folle et le psychiatre le lui a dit. Elle n'y alla qu'une fois. Elle trouvait que c'était inutile. S'entendre dire au bout de trois quarts d'heure qu'elle souffrait de « stress traumatique » ! Est-ce qu'elle avait mené une guerre ? Est-ce que sa vie à elle pouvait être menacée ? Sa vie n'était pas menacée, non, elle était détruite. Est-ce qu'elle faisait des rêves, des cauchemars ? Ce n'étaient pas des rêves, ce n'étaient pas des illusions : M'hand était toujours auprès d'elle, il lui parlait, la regardait, la prenait dans ses bras, pour l'embrasser et la déshabiller, et même parfois lui faire l'amour. Dans leur chambre, elle avait posé sa montre sur la table de nuit et enlevé la pile, pour que le temps soit suspendu, pour qu'il puisse s'assurer que rien n'avait changé, qu'elle était toujours là, même si elle dormait d'un sommeil de plomb, à cause des somnifères. Elle avait arrangé à côté de la montre le bouquet de roses rouges qu'elle avait acheté pour lui quelques jours avant sa mort. Les fleurs étaient fanées, tombées l'une après l'autre en se recroquevillant, accumulées sur le plateau. Elles devaient exhaler encore un peu de leur parfum. Elle voulait arrêter le temps, que les aiguilles de la montre ne puissent plus avancer. Comme créer une éternité, mieux qu'une résurrection. À quoi pouvait servir le psychiatre ?

Son médecin traitant m'appela pour me dire qu'il était très inquiet. Il lui expliquait qu'elle devait faire son deuil, penser à elle et aux enfants, à l'avenir. Elle ne comprenait pas ces mots. Elle était déjà trop loin, partie dans un autre univers. Elle avait dans la tête toutes les images de vie commune qui revenaient par morceaux, par bribes entrelacées, parfois confuses, parfois nimbées d'une espèce de brume grise, souvent au contraire d'une précision parfaite. Elle percevait les mêmes bruits, les mêmes musiques qu'il aimait, elle entendait sa voix grave qui l'appelait, elle sentait l'odeur de son corps, la fraîcheur de sa joue juste après son rasage, sa peau frissonnait quand elle ressentait son contact. Des hallucinations qu'elle vivait totalement.

Ses parents l'ont emmenée voir le prêtre de sa paroisse. Il lui a dit qu'il ne fallait pas culpabiliser, qu'elle avait fait tout ce qu'il était possible de faire, que maintenant elle devait prier pour elle et ses enfants et pour la vie de son mari dans l'au-delà. Il lui proposa de faire une retraite de quelques jours, dans un monastère qu'il connaissait bien. Elle s'y rendit, un peu pour lui faire plaisir, pour ne pas le décevoir, c'était un homme bon. Des religieuses l'ont accueillie, elles l'ont installée dans une petite cellule, à côté de la chapelle. Les fenêtres étaient trop étroites, il n'y avait pas assez de lumière, seulement quelques bougies. Pourquoi fallait-il toujours de la pénombre pour s'adresser à Dieu ? Quand elle leur a parlé de ce qui s'était passé et de ce qu'elle ressentait, elle a compris qu'elles ne la croyaient pas, qu'elles étaient effrayées. Elle resta là deux jours, accompagnant les religieuses dans leurs prières répétitives. Elle passa une nuit à regarder le crucifix cloué sur le mur en face de son lit, sans pouvoir exprimer la moindre adresse à Dieu ou au Christ, même en se répétant qu'il avait enduré lui aussi les tortures les plus affreuses et qu'il avait choisi, lui aussi, de demander la mort à d'autres hommes qui donc n'en étaient pas responsables. Et puis elle est rentrée chez elle, elle a refermé le verrou et s'est couchée dans le lit conjugal, elle s'y est endormie en regardant les roses aux couleurs effacées et la montre arrêtée.

Je suis resté avec mes interrogations. Avait-elle eu ce courage ? Réfuter toutes ses certitudes, sa foi, toutes ses croyances, donner la mort à son mari par un dernier geste d'amour ? C'était impossible à prouver. Le dernier soir, c'est l'infirmière qui a branché la perfusion, Julie ne savait pratiquer que des piqûres sous-cutanées, avec de toutes petites aiguilles. C'était pour lui injecter sa morphine, avant la toilette qui lui faisait si mal aux articulations, à cause des rétractions. Sans la drogue, M'hand ne dormait plus, même si ses yeux restaient fermés, sa respiration était troublée, anarchique, il essayait d'avoir un peu plus d'air, il n'y arrivait pas. C'est l'infirmière qui donnait les médicaments. Elle venait tous les jours, le matin pour faire la toilette avec Julie, le soir pour vérifier la machine et l'installer pour la nuit. Elles s'occupaient de lui ensemble. Il fallait être deux pour le retourner, d'un côté, puis de l'autre, bien ajuster les draps et serrer les lanières du masque.

Je lui avais donné les ampoules de sédatifs et d'antalgiques dans un sachet plastique avec une ordonnance. C'est l'infirmière qui devait mettre la perfusion en place, à la posologie prévue. Avec une seringue, elle devait injecter les ampoules dans deux bouteilles de sérum. Elle était habile, elle a dû trouver la veine immédiatement et fixer le petit cathéter avec du sparadrap. Elle a certainement réglé le débit avec soin. Cela devait durer toute la nuit et il s'endormirait doucement et elle reviendrait tôt le matin pour renouveler la perfusion. Bien sûr, Julie pouvait dormir à côté de son lit, si elle voulait. Elle en avait autant besoin que lui, elle était tellement fatiguée.

C'est comme cela que j'imagine ce qui a pu se passer. L'infirmière est partie. Tout allait bien. La perfusion coulait. Julie s'est installée sur le fauteuil roulant près de la tête du lit. Elle a mis le CD de Brahms sur le lecteur, réglé le son très bas, en sourdine lointaine. La deuxième pièce pour piano seul. Les arpèges en cascade et les trois accords du début revenaient en rappels. Elle a regardé les gouttes qui tombaient une à une dans le petit réservoir translucide juste au-dessous des flacons de perfusion. Elle a somnolé puis s'est endormie. Quelques minutes, peut-être une heure ? C'est le bruit des fuites d'air de la machine qui a dû la réveiller. Le respirateur soufflait dans le vide car le masque n'était plus fixé sur le visage. Les lanières étaient détachées, comme quatre tentacules reposant en désordre sur l'oreiller. Il avait dû bouger, les faire glisser d'un coup. Il avait la tête tournée sur le côté. Il ne respirait plus. Il était mort.

Est-ce qu'elle aurait pu couper le son de l'alarme assourdissante qui retentissait sur la machine quand il n'était plus ventilé ? Les bouteilles de la perfusion étaient vides. Est-ce qu'elle aurait pu accélérer leur débit ? Ce n'était pas possible, elle n'était pas somnambule. Et les diodes luminescentes qui clignotaient désespérément sur la machine pour signaler les fuites, aurait-elle pu ne pas les voir ? Elle n'était pas aveugle. Elle s'était endormie. Il a dû bouger dans son sommeil. Ce n'est pas sa faute, elle était tellement fatiguée.

Incertitudes

Si vous quittez l'autoroute à la sortie numéro 4, près du chemin départemental 40, à la lisière de la forêt, vous verrez une petite chapelle blanche au toit triangulaire. Il y a tout à côté un arbre haut de quelques mètres. Il est malingre, ses branches sont tortueuses. En hiver, il se dénude totalement des quelques feuilles qui ont réussi à sortir de leurs bourgeons à la fin du printemps. C'est un charme. Il a 1 500 ans, c'est ce que disent les habitants du village d'à côté. Il y a toujours eu un charme à cet endroit, depuis des temps immémoriaux. En réalité, chacun sait que l'arbre qu'on voit aujourd'hui a été planté en 1980 quand il fallut construire une nouvelle autoroute. Certains avaient réclamé la déviation du tracé pour conserver le site. Ce n'était pas possible. On a transigé et fait venir une grue qui a soulevé la chapelle et l'a transportée un peu plus loin. Le charme était trop vieux, ses racines trop profondes. Les pelleteuses l'ont arraché et on l'a débité sur place. Les habitants du village ont exigé et obtenu la plantation d'un arbre plus jeune, un autre charme, juste à côté de la chapelle. Depuis bien plus d'un millénaire, la tradition veut qu'on accroche à ses branches les vêtements des malades et qu'on laisse sur des petits bouts de papier des messages, des vœux de guérison. Pour les enfants affligés de pied-bot, pour les femmes stériles, pour les cancéreux condamnés, les blessures incicatrisables, pour obtenir l'impossible. Comme d'habitude, l'Église a transformé en actes de foi ce qui tenait simplement d'une espérance païenne. Pour les druides qui avaient importé la tradition du nord de l'Europe, il n'y avait probablement que le souhait de voir expliquer les guérisons inexplicables par les sortilèges d'un arbre de vie. Les religieux catholiques ont récupéré le principe. Un dieu sévère, triple et unique au lieu de la multitude des elfes bienveillants et des lutins rieurs. On éleva donc une chapelle pour prier et déposer les offrandes, les béquilles, les prothèses, les pansements souillés, comme sur les murs des cathédrales, comme si Dieu s'inquiétait des malheurs des hommes. Les habitants ont accepté l'amalgame. On ne sait jamais. Ils entretiennent la chapelle mais continuent d'accrocher leurs ex-voto sur les branches. Ils ne prient pas. Ils demandent simplement des miracles. Ils croient aux vertus du charme, même s'il ne pousse pas bien, même s'il est malingre et tout tordu ; rien n'y fait. Passez dans le pays, demandez où se trouve l'arbre à loques. Tout le monde vous le dira. Il guérit des maladies mortelles, il rend les enfants joyeux et vifs, les femmes heureuses et fertiles ; il vous offre ses sortilèges.

Ce jour-là, Miran est passé à moto sur le chemin départemental 40. Il roulait vite. C'était un dimanche d'hiver, à midi. Il faisait froid. Il y avait une petite procession devant la chapelle, une vingtaine de personnes et d'enfants qui venaient y déposer des fleurs et des couronnes. Miran a cru voir un petit garçon traverser la route et il a donné un coup de guidon brutal pour se déporter sur la gauche. Derrière lui venait une camionnette jaune, un de ces combis Volkswagen qui ont fait voyager tant de familles. En face de lui arrivait un camion semi-remorque. Le conducteur de la camionnette a donné par réflexe un coup de volant à gauche pour éviter la moto et a percuté le poids lourd de face. La moto a glissé, s'est couchée et a fini sa course dans le bas-côté.

Quand les secours sont arrivés, ils ont trouvé trois morts. Deux fillettes blondes âgées de neuf ans, des jumelles, éjectées de la camionnette, passées de la banquette arrière à travers le pare-brise et écrasées par le poids lourd. À la place du passager avant, leur mère était morte aussi, une très jolie jeune femme qui n'avait aucune lésion apparente mais dont, l'autopsie devait le prouver, la décélération brutale avait dilacéré l'aorte et rompu le cœur. Le conducteur de la camionnette était incarcéré ; il avait reçu sur les deux jambes une partie du bloc moteur et du tableau de bord. Il était vivant. Les pompiers ont découpé les tôles et il a fallu plus d'une heure pour l'extraire du véhicule. Les deux jambes étaient broyées. Miran était allongé sur le bord de la route, couché sous sa moto, et sa cuisse droite était curieusement déformée. Le Samu nous les a amenés, tous les deux.

« Miran, est-ce que tu m'entends ? Miran, parle-moi ! Miran ! »

Elle criait, elle lui serrait les mains, se penchait sur sa poitrine, agrippait convulsivement les barres du lit, reprenait sa main, lui parlait dans l'oreille, caressait ses doigts, ses joues, ses yeux. Cela faisait presque une heure qu'elle était là, qu'elle répétait son prénom sans arrêt, comme pour se persuader que c'était bien lui. Grande, brune, c'était une jeune femme belle et distinguée, c'était visible, même si ses vêtements chic étaient cachés par la blouse de visiteur que je lui avais dit de mettre.

Je lui avais déjà tout expliqué, longuement, patiemment, comme il faut le faire dans ces cas-là, lorsque la brutalité de l'accident rend les faits inacceptables. Je sais que c'est difficile quand rien ne vous prépare à la confrontation au monde hospitalier, lorsque, à peine au courant des faits, vous vous précipitez pour une première visite. C'est bien différent de l'aboutissement d'une longue maladie, qui vous entraîne, vous habitue, et vous rend moins effrayants les uniformes, les odeurs, les bruits, tous ces visages et ces mots compliqués trop agressifs. Non, là, c'est tout à fait impossible. Tout s'accélère, se précipite, vous bouleverse et vous dépasse. Vous débarquez comme l'étranger sur une rive nouvelle. Vous seriez bien incapable de dire quel chemin vous avez suivi, qui vous avez croisé, comment vous avez fait pour être là, pour vous débarrasser de ces obligations essentielles qui vous paraissent maintenant si futiles. Vous avez peur et vous écoutez sans vraiment comprendre les paroles d'un médecin inconnu. La seule réalité qui vous explose au visage, c'est le corps martyrisé de votre femme, de votre fils, de votre père, ce corps que vous n'avez jamais vu comme ça, couché, horizontal, pénétré de tuyaux et couvert d'électrodes, nu, inconscient, comateux, vulnérable et crucifié.

Elle en était là ; elle n'avait pas écouté mes longues explications, elle n'avait fait que répéter : « Je veux le voir, je veux le voir ! » Elle le voyait maintenant et c'était son prénom qu'elle prononçait sur tous les tons, en leitmotiv. C'était peine perdue, je le lui avais dit, Miran ne pouvait pas lui répondre. Il ne percevait rien de ses paroles, de sa présence, de son parfum. Il était loin, en coma profond, avec des signes patents de souffrance cérébrale qui n'auguraient pas d'un réveil rapide. Aucune afférence ne pouvait gagner son cerveau, j'en étais sûr. Même s'il avait pu garder une infime capacité sensorielle, la sédation profonde que j'avais mise en route abolissait toute perception, toute douleur, tout souvenir.

Elle me raconta encore une fois ce qu'elle avait appris, que je savais déjà : Miran conduisant sa moto, prudent, toujours prudent, elle le jurait, jamais au-delà des limitations de vitesse ; et pourtant, une seconde d'inattention probablement, et la glissade. Il y avait certainement une flaque d'huile laissée sur la route par un de ces chauffards qui prennent le monde pour une poubelle. Pourquoi le conducteur de la camionnette avait-il dévié de sa route ? Et pourquoi ce poids lourd ? Le choc dans le bas-côté, la cuisse brisée, violemment prise en porte-à-faux sur la courbure du réservoir de la moto, elle avait déjà tout reconstitué.

C'était une fracture unique, cisaillant le fémur en plein milieu, une diaphysaire fermée, l'os coupé en deux morceaux bien nets comme par un cimeterre, et un gros déplacement, un écart de cinq centimètres entre les deux fragments qui s'étaient séparés, dotés d'une anormale autonomie. Rien d'autre, nous en étions sûrs – un abdomen parfait, rien au thorax, aucune autre fracture, pas de trauma crânien, pas de plaies à la face. Il était toujours beau, Miran, le visage indemne, les yeux fermés, dans son sommeil, presque serein. La fracture n'était pas complexe, c'était bien ce que je lui avais dit, qu'il suffirait d'une plaque ou d'un clou bien centré dans le fût de l'os pour obtenir la consolidation, c'était bien ça ? Alors, pourquoi le coma, les tuyaux, la machine, ces tracés de son cœur à l'envi répétés sur l'écran du moniteur et ces ecchymoses sous les paupières, pourquoi ces taches rouges sur sa peau, sur son cou ? Pourquoi lui avais-je dit que c'était grave, qu'il allait mourir peut-être et qu'on ne pouvait rien faire de plus ? C'était l'homme de sa vie, ils allaient se marier, ils se connaissaient depuis longtemps. Ce n'était pas possible.

J'ai recommencé, cela faisait déjà deux fois que je tentais de lui faire comprendre. « C'est une embolie graisseuse, mademoiselle, je vous l'ai déjà dit, c'est la moelle du fémur qui est partie dans ses vaisseaux. »

Elle m'a regardé encore une fois avec des yeux noyés : « C'est tout ? »

C'était tout, c'était à la fois simple et terriblement compliqué, comme toujours. Que lui aurais-je apporté de plus en décrivant l'extraordinaire processus qui avait conduit à la rupture du canal médullaire, lorsque les forces divergentes appliquées sur les muscles avaient rompu la corticale de l'os, quand la déchirure étendue de l'épicentre avait provoqué l'irruption des graisses de la moelle dans la circulation veineuse, puis le chemin qu'elles avaient parcouru, remontant de la cuisse vers le cœur et les poumons, arrêtées là par le filtre des capillaires. Et cette suite de réactions explosives générées par des substances mystérieuses provoquant finalement l'œdème pulmonaire qui justifiait la ventilation artificielle, l'œdème cérébral qui expliquait son coma et l'obstruction hémorragique des vaisseaux cutanés qui rendait très logiques les minuscules points rouges qui tatouaient sa peau. Oui, c'était certain, il pouvait en mourir.

Une semaine après son admission, ses parents vinrent le voir. Ils vivaient à l'étranger et avaient dû attendre les visas nécessaires pour entreprendre le voyage. La mère de Miran était lituanienne et parlait mal le français ; son père était polonais et s'exprimait très bien. J'ai redonné les mêmes explications et les mêmes prédictions inquiétantes. Ils revenaient toujours à la question de savoir s'il survivrait avec ou sans séquelles. À ce stade-là, c'était impossible à prévoir. Le scanner montrait des lésions cérébrales diffuses mais ce n'était pas très fiable aussi tôt. Je leur ai dit que si son état ne s'améliorait pas dans les trois semaines, il y aurait une forte probabilité pour que persistent de lourdes séquelles neurologiques.

Nous avons continué la réanimation, en expliquant que le risque était la survenue d'un coma chronique, d'un de ces états végétatifs ou de conscience minimale qui interdirait à Miran toute vie de relation. Trachéotomie, alimentation par sonde, lit fluidisé pour qu'il n'ait pas d'escarre, nursing global. Je demandai aux chirurgiens d'opérer sa fracture, parce que la broche de traction nous gênait et que le fémur se consolidait vite, en position vicieuse, comme chez tous les comateux.

Trois semaines plus tard, rien n'avait changé. Nous avions arrêté tous les médicaments sédatifs, il n'y avait pas d'infection surajoutée, le bilan biologique était parfait, mais il n'y avait toujours pas le moindre signe d'éveil. Aucune réaction à la douleur, au bruit, à la lumière. Au contraire, des signes de souffrance cérébrale majeure avec des mouvements de torsion des avant-bras et des errements oculaires anarchiques. Il devait y avoir des lésions graves de la partie basse du cerveau. L'IRM montrait de multiples opacités évoquant des destructions du tissu cérébral. Il fallait se rendre à l'évidence d'un coma évoluant vers des séquelles majeures. Par sécurité, nous avons refait tous les bilans et obtenu les mêmes résultats. J'eus plusieurs entretiens avec la fiancée de Miran et ses parents. Ces derniers s'étaient installés provisoirement à l'hôtel. Ils ne pouvaient pas rester plus longtemps dans la région. Le père, surtout, était difficile à raisonner. Il ne voulait pas que nous nous obstinions à maintenir son fils en vie. Il nous expliqua qu'ils en avaient longuement parlé ensemble et que son fils ne voulait pas d'une réanimation qui lui laisserait des séquelles le condamnant à une vie végétative. D'ailleurs, ajouta-t-il, Miran avait laissé des instructions écrites en ce sens et même donné une autorisation de prélèvement d'organes en cas de décès.

C'était exact. Nous en eûmes la preuve rapidement. Sa fiancée nous apporta une carte signée qui stipulait cette autorisation. Mais pour elle, cela n'était pas du tout la preuve d'une demande de limitation des soins. Pour elle, il était dans le coma, mais il n'était pas mort et rien ne justifiait d'arrêter la réanimation. De leur côté, les parents de Miran considéraient la poursuite des soins vitaux comme un acharnement inutile. Les entretiens devenaient de plus en plus difficiles, les mêmes questions revenaient et les mêmes oppositions. La crainte et la tristesse des parents. Et venant d'elle, la croyance irréfléchie en une guérison possible. Nous ne pouvions prendre aucune décision commune. Nous avons décidé de continuer en expliquant qu'en cas de complication vitale inopinée, il serait déraisonnable de poursuivre la réanimation.

Dix jours plus tard, au cours du changement de la canule de trachéotomie, Miran développa un spasme bronchique brutal et rapidement des troubles du rythme cardiaque. La fréquence de son pouls se ralentit, sa tension s'effondra. Nous étions prêts à ne rien faire, c'était la complication vitale que nous avions décidé de ne pas traiter, c'était déraisonnable. Selon toute probabilité, cet arrêt cardiocirculatoire allait encore aggraver son état neurologique et empêcher toute cicatrisation. Sa fiancée était dans le couloir quand le spasme survint. Elle voyait tout à travers la baie vitrée qui permettait la surveillance directe. Elle s'est précipitée dans la chambre en voyant les tracés du moniteur se ralentir. Elle voyait bien que nous ne faisions que contempler la chute de la tension. Elle a crié très fort : « Vous ne pouvez pas le laisser comme ça. Il faut faire quelque chose. Vous m'entendez ! »

Et elle a saisi le revers de ma blouse. « Je vous ordonne de le réanimer ! Je vous l'ordonne ! »

Que pouvais-je faire d'autre ? Ne pas réanimer, c'était ce dont nous étions convenus deux semaines auparavant. Réanimer, ce n'était justifié que par cette espérance, cette foi qu'elle transmettait à tous, cette exigence qui ne reposait sur rien de logique. Dans les regards détournés des infirmières et des médecins qui m'entouraient et attendaient ma décision, j'ai perçu un doute, une anxiété, l'absence des certitudes dont nous avions si souvent parlé. Nous l'avons ressuscité. Son cœur est reparti très vite et le spasme bronchique a cédé.

Il resta trente-sept jours dans le coma. Elle venait le voir chaque après-midi, de deux heures à sept heures. Elle lui parlait tout le temps, elle tenait ses mains, elle caressait ses joues, ordonnait ses cheveux, épongeait son front lorsqu'il suait, elle lui lisait des pages entières de livres, des journaux, elle lui chantait des airs connus en accompagnant la radio qu'elle laissait constamment branchée dans sa chambre. Pendant trente-sept jours, elle n'obtint rien d'autre que des mouvements anarchiques, des grimaces immotivées, des yeux révulsés, des sueurs profuses, des tremblements incontrôlés. Même son pouls ne s'accélérait pas quand elle lui murmurait des mots doux à l'oreille. C'était un corps sans esprit qu'elle stimulait.

Je la rencontrais tous les jours, en fin d'après-midi. Toujours les mêmes paroles, la même analyse, les mêmes conclusions ; pour moi désespérantes, mais qui semblaient tout au contraire la conforter dans son enthousiasme et sa certitude. Pour elle, il allait mieux, il l'entendait, il bougeait, il ressentait ses caresses. Pour moi, c'était absurde, il ne réagissait pas, rien n'était adapté dans ses réponses motrices. Les examens donnaient toujours les mêmes résultats : « Souffrance aréactive, coma mésencéphalique, décortication. » Il n'évoluait pas, il était désespérément stable et je n'arrivais pas à la désespérer. Elle pleurait parfois pendant nos entretiens et puis elle essuyait ses larmes du revers de la manche en souriant ; son courage était plus fort que son chagrin.

Le trente-huitième jour, il lui serra la main. Elle cria et sortit dans le couloir pour nous attirer dans la chambre. C'était vrai, c'était une réponse, un signe qu'il envoyait des brumes de son cerveau ; il serrait les doigts qui serraient ses mains, des deux côtés, symétriquement. Les jours suivants, il ouvrit les yeux, avec un regard d'abord perdu et puis qui s'affina, devint précis, suivit la lumière et les objets. Il évita la douleur, ne se raidit plus dans d'invincibles contractures ; ses sueurs profuses se firent plus rares. Deux semaines plus tard, nous pûmes arrêter la machine, le laisser respirer seul et l'asseoir dans son lit.

Elle lui réapprit tout, les sons, les couleurs, les odeurs, la forme de son visage qu'elle lui faisait parcourir avec les doigts, les murmures extérieurs qui parvenaient jusqu'à sa chambre, le bruit des voitures, la pluie, les vents du printemps qui inclinaient les arbres devant sa fenêtre. Elle le lava, le parfuma, lui donna à manger. Je ne pus jamais l'en dissuader. Elle n'eut jamais la moindre répulsion, le moindre geste d'agacement, de lassitude, même lorsqu'il lui recrachait son repas en pleine figure en la regardant dans les yeux. Sans sa canule de trachéotomie, il parla, d'abord d'une voix étouffée, puis pour dire des mots désagréables et impérieux, des grossièretés, formuler des exigences pour qu'elle l'essuie, le borde, le torche, lui permette d'uriner, de s'asseoir, de reposer sa nuque. Et elle s'exécutait en souriant avec la même douceur, la même patience infinie dont elle avait fait preuve depuis tant de semaines. Il réapprit à lire, à compter, à trier ses souvenirs, à organiser sa mémoire. Elle ne le laissait jamais en repos, une stimulation de tous les instants, chaque geste expliqué, chaque nouvelle acquisition répétée jusqu'à l'automatisme.

Les parents de Miran revinrent, nantis d'un nouveau visa. Sa mère s'effondra en pleurs quand il la reconnut. Son père détournait le regard chaque fois qu'il me croisait comme s'il pensait que j'aurais pu l'accuser d'avoir voulu la mort de son fils. Et le temps est passé. Et chaque jour était un progrès. On n'entendait plus de pleurs dans la chambre, que des conversations échangées et de la musique. Trois mois après son accident, nous pûmes programmer sa sortie pour la rééducation. Il était presque autonome, il lui fallait des exercices, une musculation et des moyens de kinésithérapie que nous n'avions pas. C'était un vendredi, je m'en souviens très bien. Elle est venue le voir, comme tous les jours à la même heure. Elle connaissait le service et nous la connaissions si bien. Elle était très discrète, elle saluait l'hôtesse d'accueil à son arrivée, traversait les couloirs et allait directement dans sa chambre.

Ce jour-là, elle est entrée sans s'annoncer. Elle a découvert une autre femme dans la chambre, assise sur le bord du lit, qui tenait la main de Miran et caressait sa joue. Aussi jeune, aussi belle. Un autre parfum, plus capiteux, avait remplacé le sien. Après l'instant de surprise, elle a voulu des explications, la justification de cette nouvelle présence. Elle ne comprenait pas. Miran l'a laissée s'approcher de son lit. Il lui a dit très clairement en la regardant droit dans les yeux : « Je n'ai rien à te dire, c'est tout, c'est terminé, je ne veux plus te voir. » Un seul coup d'assommoir. Il n'attendait aucune réponse. Il énonçait un fait. Et il s'est retourné vers la nouvelle venue.

Elle s'est effondrée, elle s'est révoltée, elle lui a dit tout ce qu'elle avait fait, qu'elle avait empêché sa mort, qu'il lui devait son éveil, sa mémoire, qu'elle l'avait soutenu, bordé, lavé, essuyé, qu'elle avait été là tout le temps, depuis la première heure et pendant toutes ces semaines, quand il n'était qu'un corps sans conscience, un enfant qu'elle berçait. Il la mit dehors avec des paroles violentes et grossières que tout le monde entendit.

Elle est venue me voir en pleurant, en m'expliquant son désespoir, sa frustration. Elle en avait tant fait, elle avait noté les événements de chaque jour dans un cahier, comme un livre de bord. Elle était même allée sur les lieux de l'accident, plusieurs fois, pour pouvoir tout lui raconter et combler ses souvenirs manquants. C'était qui, cette fille qui sortait du néant ? Qu'elle ne connaissait pas, qui n'avait rien fait pour lui ? Une apparition brutale qui détruisait tout, son avenir, ces jours qu'elle prévoyait heureux et chargés de tant de souvenirs communs… Je ne savais pas, je ne savais rien. Nous ne l'avions jamais vue. Il n'avait jamais parlé d'elle.

J'ai ressenti la même révolte, le même sentiment d'injustice. Je suis allé voir Miran. Je le tutoyais ; il était là depuis si longtemps. Je lui ai expliqué les mêmes choses, avec probablement les mêmes mots. Je lui ai tout décrit de nouveau, son accident, son embolie, son coma prolongé, ses crises nerveuses, ses contractures, son arrêt cardiaque et son éveil progressif à la vie, qu'il ne devait qu'à elle.

« C'est dégueulasse, ce que tu fais là. Miran ! Tu te rends compte de ce qu'elle a fait pour toi ? »

Il a levé les yeux vers moi et il m'a dit :

« Je le sais très bien, je sais tout ce que je lui dois. Essayez de me comprendre ; comment vivre avec elle ? Elle qui m'a vu comme ça ? Trop de dettes, trop de ces souvenirs entre nous, toute la vie... c'est impossible. »

Miran quitta le service le lendemain sans nous dire un seul mot. Il ne donna jamais de ses nouvelles. Avait-il bien compris qu'il était responsable ? Il laissait derrière lui tant de dégâts. Deux enfants et une jeune femme étaient morts pour un petit coup de guidon immotivé. Il ne savait pas que nous avions dû amputer le conducteur de la camionnette. Se souvenait-il seulement de l'instant de sa faute ? Souffrirait-il de séquelles, enfouies profondément, plus graves que la petite boiterie occasionnée par sa fracture ?

Je pense encore souvent à la façon dont il s'était séparé d'elle, à cette rupture qu'il avait décidée, brutale, cruelle et apparemment irrationnelle. Avait-il des regrets, des remords ? J'ai fini par comprendre, c'est ce qu'il m'a légué : ne pas juger trop vite, ne pas juger du tout, ne rien déduire du premier degré illogique des comportements humains qui sont souvent bien plus lucides et réfléchis que ce que nous croyons. Je ne sais pas s'il a refait sa vie, ni avec qui.

Et chez elle, d'où venait cette foi dans la guérison de Miran, où avait-elle trouvé ces certitudes qui s'opposaient aux nôtres ? Je me suis longtemps demandé pourquoi elle était retournée plusieurs fois sur les lieux de l'accident. Était-ce seulement pour affûter ses souvenirs ? Pour mieux se rendre compte ? Avait-elle déposé sur l'arbre à loques un message, un vœu pieux ? Avait-elle demandé à Dieu de pardonner le petit coup de guidon sur la gauche, effectué dans l'illusion qu'un enfant allait traverser la route, cette erreur de conduite qui en conduirait trois autres à la mort ? Avait-elle prié Dieu pour Miran dans la chapelle ou seulement demandé sa guérison aux elfes et aux lutins ?

Elle ne me l'a jamais dit. Elle ne vint plus nous éclairer. Je ne l'ai jamais revue. J'aurais voulu la consoler, la remercier ; je lui devais tant. Elle m'a légué le doute et le respect de l'espérance des autres, même si souvent, malheureusement, il n'y a pas eu chez les patients que j'ai soignés pendant toutes ces années les mêmes extraordinaires évolutions. Elle m'a démontré qu'il n'y a pas d'absolue certitude et qu'il faut vivre avec le doute, jamais de jamais, jamais de toujours, uniquement des possibilités, le risque des désillusions et des échecs mais aussi l'émergence de pouvoirs méconnus, ceux de l'esprit, de la foi peut-être, de l'amour, de la persévérance, finalement bien supérieurs à notre toute-puissance artificielle.

Séquelles

Beaucoup de médecins ont laissé leur nom à des syndromes ou à des maladies. C'est une consécration suprême dans la carrière mais c'est une tradition qui se perd, une habitude mémorielle que ne connaissent plus les carabins, auxquels on apprend aujourd'hui à oublier l'histoire des tâtonnements de leurs maîtres. Ce sont pour eux des efforts inutiles, alors qu'auparavant il était indispensable de connaître par cœur les noms de ces découvreurs et les maladies qu'ils avaient décrites. Les approches scientifiques ont poussé au rebut les descriptions sémiologiques anciennes. Il faut bien reconnaître que ces noms de famille sont souvent compliqués, étrangers, multiples, et masquent parfois des erreurs et des amalgames stupides, toutes choses effacées aujourd'hui par le crible des découvertes explicatives et du démontage des mécanismes moléculaires. Quand nous préparions l'internat, il nous fallait apprendre les noms de ces médecins français ou étrangers, souvent associés dans la gloire de la découverte. C'était souvent ridicule; ils se faisaient de temps en temps des politesses, certains qui avaient décrit dans leur pays la même maladie qu'un autre à l'étranger finissaient par reconnaître la valeur de leur collègue et l'on réunissait leurs noms pour la postérité. Le petit mal épileptique infantile de l'Américain Lennox et du Français Gastaut, l'hyperélasticité cutanée du Danois Ehlers et du Français Danlos, par exemple. Il y avait des associations triples, où se partageaient les paternités entre pays et collègues aux intérêts identiques : Guillain-Barré-Strohl, De Toni-Debré-Fanconi, Sturge-Weber-Crabbe. Les neurologues étaient les plus prolifiques, leur domaine était le royaume des descriptions les plus fines et des interrogations sans réponse. À Heidelberg, Wilhelm Erb a décrit au moins cinq affections différentes dont il partagea les noms avec Charcot, Duchenne, Westphal et le Polonais Goldflam. Aujourd'hui, qui se souvient de Goldflam, qui se rappelle que dans sa clinique de Varsovie, il prenait soin gratuitement des défavorisés et qu'il était aussi un musicien de talent, un artiste ? Bref, beaucoup de nos maîtres ont été oubliés. La célébrité est une situation précaire.

Les guerres ont fait faire beaucoup de progrès à la médecine, c'est entendu. Elles ont aussi beaucoup freiné les transferts de connaissances, par défiance, bêtise, crainte et manipulation. Les médecins d'un bord ne pouvaient accorder de crédit aux confrères de l'autre bord. Des milliers de marins français sont morts de scorbut parce que nos amiraux ne croyaient pas aux vertus préventives des fruits et légumes riches en vitamine C que les marins anglais devaient absorber régulièrement. Ce ne pouvait être de la part de l'ennemi que désinformation subreptice ou stupidité profonde, à écarter avec mépris. Ainsi des maladies identiques furent décrites par des médecins différents de chaque côté des frontières et chacun, publiant dans un journal de langue différente, se targuait d'en être le seul découvreur sans savoir qu'un autre l'avait fait bien avant lui. Aujourd'hui, quelques grandes revues médicales ont l'intelligence de permettre de relire ces vieilles publications et l'on s'aperçoit qu'avec peu de moyens mais un sens extraordinaire de l'observation, ces découvreurs avaient souvent tout compris. Ce fut le cas d'Eric Bywaters.

Il était rhumatologue à Londres, déjà connu pour les travaux qu'il avait menés en Amérique sur les arthrites inflammatoires. Rien dans sa carrière ne le prédisposait à laisser son nom à une maladie des reins. Mais en 1940, les destins s'éloignaient de leurs routes tracées. La guerre transformait les hommes et les forçait à d'autres intérêts. Pour Bywaters, ce furent les bombes lâchées par les avions de la Luftwaffe sur Londres. Les effondrements des immeubles des docks de la Tamise écrasèrent sous les gravats des centaines d'habitants. Les secouristes extrayaient des décombres les morts et les blessés. Ils avaient parfois la surprise de retrouver des personnes ensevelies apparemment indemnes : aucune blessure, aucun traumatisme sanglant, une conscience normale en dehors du choc psychologique que représentait l'enfermement dans la nuit et la poussière, sous les poutres et le ciment. Certaines victimes allaient si bien qu'on ne les amenait pas à l'hôpital. Elles encombraient les services d'urgence et l'absence de traumatisme évident ne les rendait pas prioritaires. Mais quelques heures plus tard, elles mouraient brutalement, après une courte phase de désorientation. C'était une mort inopinée, illogique, subreptice. Ces victimes devenaient d'abord confuses, elles déliraient et elles mouraient, subitement.

Bywaters était mobilisé à l'hôpital Hammersmith ; ce n'était pas le moment de s'occuper de rhumatismes. Il n'y avait pas assez de médecins. Il fallait s'occuper des blessés. Son génie fut de suspecter que c'était la compression des membres sous les décombres qui était responsable des décès secondaires. Il comprit que c'était le rétablissement de la circulation sanguine dans les extrémités qui envoyait des substances délétères vers les organes centraux en utilisant le réseau veineux. Sous la compression, l'absence de flux compromettait le fonctionnement cellulaire, mais quand on levait la compression, le retour du flux emportait vers le cœur, les poumons puis les reins les médiateurs de la nécrose musculaire. *No flow, reflow, and ultimate death.* Flux, reflux et mort… Les malades mouraient déshydratés, avec les reins bloqués ; l'urée augmentait, le potassium s'accumulait et le cœur s'arrêtait brutalement. Bywaters comprit aussi que parmi toutes les substances larguées dans la circulation par les muscles comprimés et décomprimés, une protéine en particulier, la myoglobine, s'accumulait dans les reins. Ainsi semblait s'expliquer l'insuffisance rénale. Pour le prouver, il fallait des expérimentations chez l'animal et disposer de la molécule de myoglobine à l'état cristallisé. Comme souvent, la sérendipité rendit service ; il oublia dans un réfrigérateur un tube à essai contenant la molécule et, à cause du froid, celle-ci cristallisa spontanément. Il devenait possible de confirmer que c'était bien elle la responsable. La conjonction de l'observation attentive et du hasard heureux...

Aujourd'hui, l'ensevelissement sous les ruines, la compression des membres par les décombres sont connus, les journaux à sensation et les télévisions du monde entier se précipitent sur le site des explosions, des bombardements et des tremblements de terre pour en tirer les images les plus atroces et exploiter le voyeurisme mondial. Certains se souviennent encore du nom de Bywaters parce qu'il est attaché à l'histoire du Blitz de Londres, mais c'est injuste. Bywaters n'avait pas été le premier à décrire le syndrome d'écrasement des membres et il le reconnut tout de suite : des médecins allemands en avaient rapporté les observations en 1909 lors du tremblement de terre de Messine et en 1916 pendant la Première Guerre mondiale. Mêmes causes, mêmes effets, et une belle illustration de la stupidité des armées, incapables d'accorder la moindre foi à l'adversaire. Personne en Angleterre n'avait lu les découvertes allemandes pourtant publiées dès 1920 dans les manuels des médecins de la Wehrmacht. C'est en 1941, vingt ans plus tard, que Bywaters présente ses observations et hypothèses dans le *British Medical Journal.* Chaque patient y est décrit, ses perturbations principales analysées et les recommandations de prise en charge déjà proposées : il ne faut pas extraire les personnes ensevelies sous les décombres sans précautions ; il ne faut pas lever trop vite les garrots créés par le poids des gravats ; il faut éviter de considérer ces victimes comme indemnes et au contraire leur donner priorité ; il faut leur perfuser du sérum et du bicarbonate pour éviter l'insuffisance rénale ; il faut parfois se résoudre à amputer les membres écrasés tant la masse de substances toxiques larguées par les muscles peut être importante et enfin, pour ceux dont les reins sont bloqués, il n'y a plus rien à faire, à moins d'avoir un rein artificiel. C'est ce que fit Bywaters le rhumatologue à la fin de la guerre, lors de la reprise des bombardements de Londres par les V2. C'est ce qu'il fit encore en 1946 quand il introduisit en Angleterre le système de dialyse inventé pendant la guerre par un médecin hollandais du nom de Kollf.

Marc conduisait la camionnette accidentée, il était le père des deux fillettes écrasées sous le poids lourd et le mari de la jeune femme décédée d'une rupture traumatique du cœur. Il avait reçu le bloc moteur et le tableau de bord sur les genoux. Les pompiers ont découpé les tôles une à une et soulevé avec un treuil le moteur et la colonne de direction qui écrasaient ses membres. Encore une fois : *no flow, reflow*. Pendant que les ferrailles étaient arrachées par les sauveteurs, les médecins du Samu ont injecté dans ses veines les perfusions indispensables pour protéger les reins, mais les jambes de Marc n'avaient pas seulement été comprimées par le poids du moteur. La cuisse droite était brûlée, la jambe gauche était cassée, la peau arrachée et des fragments osseux faisaient saillie à travers le mollet. Coincé dans la camionnette, il était à peine conscient, sans réaction, probablement annihilé par la vision de sa femme morte à ses côtés. L'urgentiste décida de l'endormir ; il l'intuba dans l'ambulance et posa des garrots au niveau des veines de ses deux cuisses. Il l'attacha dans une coquille de transport. Il suivait le protocole des médecins militaires israéliens qui avaient publié récemment les observations des victimes d'attentats palestiniens à Haïfa et à Hébron, sauvées sans insuffisance rénale et sans séquelles.

À l'arrivée à l'hôpital, la levée des garrots s'accompagna d'une hémorragie profuse au niveau des veines fémorales. Au bloc opératoire, le bilan de la jambe gauche était catastrophique : écrasement complet du mollet, fracture comminutive ouverte du tibia, du péroné et de tout l'avant-pied, éclatement de la rotule et plaies vasculaires et nerveuses. Quand il n'y a plus ni os, ni vaisseaux, ni muscles, ni nerfs, rien ne peut plus être sauvé. L'indication d'amputation d'urgence au milieu de la cuisse était impérative.

Pendant l'intervention, la cuisse droite se mit à gonfler, un œdème rapide qui témoignait de l'importance de la compression et interrompait de nouveau toute circulation dans la jambe. C'était l'aboutissement de ce que Bywaters appelait le *crush syndrome*. Anatomiquement, les muscles sont enfermés dans des loges et entourés de tissus très résistants, les aponévroses. Lorsque l'œdème survient, la pression augmente très vite dans ces compartiments et bloque toute circulation dans les vaisseaux des membres. Pour éviter la nécrose, la seule solution est d'ouvrir l'aponévrose en transformant la compression fermée en plaie ouverte. Quand la pression chute, la circulation revient, mais il y a un prix à payer. L'ouverture de l'aponévrose lèverait la compression mais la totalité des déchets cellulaires repartirait dans la circulation vers les organes vitaux. Intoxiqué par le potassium musculaire, le cœur s'arrêterait brutalement et toutes les perfusions salées n'y pourraient rien. Le chirurgien le savait. Il nous appela en urgence pour brancher un rein artificiel sur la veine fémorale. Cela n'a pas suffi. Lorsqu'il ouvrit la loge musculaire de la cuisse, le cœur de Marc s'est arrêté.

Là encore, c'est une situation particulière, paradoxale. L'oxygène est la meilleure des choses puisque c'est le comburant qui nous fait vivre. C'est la pire des choses quand il est en excès, parce qu'il transforme les molécules en autant de radicaux toxiques. En l'absence de circulation, il manque. Au retour de la circulation, il tue. Alors, là aussi, on mesure le temps passé sans circulation aucune, le *no flow*, celui passé pendant le massage cardiaque, *low flow*, et le délai du retour à une circulation correcte. Et bien sûr, plus le délai est prolongé, plus les conséquences sont lourdes.

Le cœur de Marc s'est arrêté pendant dix minutes. Puis il est reparti. C'était une très longue interruption de la circulation. Les jours suivants, l'aponévrose ouverte et nécrosée s'infecta rapidement, les muscles s'enflammèrent et devinrent purulents. Fièvre à 40 °C, tension instable et hémorragies. Le risque d'infection généralisée et de diffusion au niveau de la hanche et de l'abdomen était très élevé. Huit jours après l'accident, il fallut de nouveau choisir pour sa vie l'amputation en haut de la cuisse droite.

Je savais la conséquence et je me suis posé la question du consentement de Marc à cette amputation. Son état n'avait évidemment pas permis de recueillir son accord lors de son arrivée aux urgences pour le premier geste opératoire. C'était différent pour cette deuxième intervention. Il était moins instable. Il était possible d'interrompre temporairement les perfusions de sédatifs et d'analgésiques pour évaluer sa vigilance et la possibilité d'un dialogue. Nous ne pouvions pas recueillir l'avis d'une personne de confiance. Marc n'avait plus de famille directe et son épouse était décédée dans l'accident. Ses beaux-parents étaient bien incapables de donner leur avis étant donné leur état psychique à la suite du décès de leur fille et de leurs petites-filles.

Je n'ai pas voulu le réveiller et lui exposer la situation. C'était une violation délibérée de ses droits. Je ne sais pas et je ne saurai jamais si son état neurologique lui aurait permis de comprendre ce qui lui était dit et le choix vital qu'il aurait eu à faire. En matière d'éthique médicale, c'est le jugement de l'intention qui doit prévaloir. Nous devions prendre une décision urgente et je ne savais pas en combien de temps il pourrait récupérer un état de vigilance suffisant pour comprendre ce qu'on lui dirait et s'il consentirait à l'amputation. Même si un dialogue avait été possible, s'il avait refusé l'amputation, son état se serait alors aggravé très rapidement, il aurait perdu conscience et nous aurions dû prendre la même décision en supposant qu'il aurait pu changer d'avis. Il y a dans les directives anticipées d'un patient cette difficulté temporelle. Je comprends qu'il faille les respecter, mais notre responsabilité est d'estimer leur immuabilité lorsque la situation du patient ne permet plus de la vérifier. C'est à nous d'apprécier la possibilité d'un changement d'attitude. Je ne sais pas et je ne saurai jamais si Marc aurait donné ou refusé son consentement à une amputation bilatérale.

Pour moi, c'était illusoire et inutile de le réveiller dans de telles conditions. C'était un accident, il n'avait pas de maladie mortelle chronique, nous devions intervenir en urgence. Est-ce que je me suis posé la question du handicap majeur qu'allait provoquer l'intervention ? Évidemment. Nous savions qu'il avait perdu toute sa famille au cours de l'accident. Nous savions aussi qu'il était jeune, en bonne santé, physiquement entraîné. C'était une façon de clore la discussion. J'avais aussi en tête la référence de deux études publiées quelques années auparavant. La première montrait que presque 50 % des patients réveillés au décours d'une réanimation intensive – et en particulier d'un arrêt cardiaque – étaient dans un tel état de sidération psychique qu'ils devenaient incompétents pour toute prise de décision. La seconde rapportait l'interrogatoire de cinquante accidentés victimes d'une section haute de la moelle épinière et devenus définitivement tétraplégiques – donc réduits à la seule mobilité de leur tête, sans aucune autre sensibilité de leur corps. On leur avait demandé s'ils regrettaient d'avoir été réanimés lors de l'accident et s'ils considéraient que leur handicap était incompatible avec une vie acceptable. Quarante-neuf sur cinquante avaient répondu qu'ils n'avaient aucun regret et qu'ils ne reprochaient rien à ceux qui leur avaient sauvé la vie. Je me suis souvenu de ces arguments-là, c'est vrai. Pourrait-il comprendre, décider, consentir, accepter ? Ma réponse a été non. Il fallait bien quelqu'un pour se substituer à lui. Heureusement, les suites postopératoires ont été simples, sous antibiotiques et soins locaux, et la cicatrisation fut obtenue en trois semaines.

Ce n'était pas fini. Il y a une autre question qui se pose quand un blessé a perdu des proches dans le même accident et qu'il ne le sait pas. Faut-il lui asséner la vérité ? Faut-il dissimuler ? Ce sont des annonces très difficiles à faire. Les familles penchent souvent pour ne rien dire et attendre une amélioration suffisante pour que le choc soit moins difficile à surmonter. Elles se taisent, ne répondent pas clairement, éludent les questions et souvent fabriquent des mensonges et s'enferrent. Je ne crois pas que ce soit bien. Comment cacher la réalité ? Comment le patient pourrait-il ne pas se rendre compte des regards gênés, des recoupements inexacts, de l'absence de logique des discours de sa famille ? Nous ne savons pas comment il interprète les mouvements de nos yeux, les mimiques qui nous échappent et nous trahissent. Attendre, c'est encore pire. Je me souviens d'un garçon de huit ans traumatisé qui avait perdu sa mère dans le même accident de voiture et auquel le père ne voulait rien dire. Aux questions de son fils, il répondait par des explications détaillées, des prévisions de retrouvailles. « Maman est à l'hôpital comme toi ; tu la verras quand tu pourras sortir… » Le petit garçon guérit. Son père revint me voir plusieurs semaines après pour me demander ce qu'il pouvait faire. Une fois mis au courant du décès de sa mère, son fils s'était enfermé dans un mutisme absolu et ne voulait plus ni lui parler ni même le voir. Confiance trahie, mensonge inutile. Les enfants sont souvent plus solides que nous et il leur faut admettre les mêmes vérités, y compris les plus affligeantes. Et les adultes en ont le droit aussi. Je peux me tromper mais je crois qu'il vaut mieux leur dire les choses quand ils sont au fond de la détresse physique. Là, nous pouvons les faire parler, utiliser leur instinct de survie pour leur faire accepter l'inacceptable, déclencher les premières étapes de la résilience.

Marc avait perdu sa femme, ses deux filles… et ses deux jambes. Et nous l'avions endormi profondément pendant vingt jours. Je savais ce qui l'attendait à son réveil, la perception erronée des membres qu'il n'avait plus et l'attente de la vision de sa famille. Je n'étais pas inquiet des souvenirs qu'il pouvait avoir de l'accident. Les produits que nous utilisons induisent une amnésie rétrograde qui efface les souvenirs les plus récents. Il était peu probable qu'il se souvienne de quoi que ce soit. Ses beaux-parents étaient la seule famille qu'il lui restait. Ils avaient dû organiser les obsèques de leur fille et des deux fillettes. Ils étaient sidérés, incapables de prendre une décision. Que faire ? Tout lui dire ou attendre ? Nous en avons longuement parlé entre soignants. Pour décider, je voulais en savoir plus sur ses capacités.

Marc était militaire, dans la carrière depuis quinze ans, membre d'un corps d'élite, spécialiste de l'antiterrorisme. Il devait être solide, physiquement et mentalement. Tout cela m'a semblé suffisant pour penser qu'il pourrait supporter l'annonce de ses malheurs. Nous l'avons réveillé progressivement…

Le delirium est une complication fréquente des agressions physiques majeures. Je ne vous parle pas du delirium tremens, apanage de l'alcoolique sevré – encore a-t-il des parentés sémiologiques avec le premier. Celui des patients de réanimation se révèle parfois très tôt, parfois sans relation avec la gravité de la maladie sous-jacente, souvent au moment du réveil des comas que nous entretenons. Les benzodiazépines que nous prescrivons y jouent un rôle facilitant, c'est connu, mais nous ne pouvons pas toujours les éviter. Chez les patients âgés, le delirium crée souvent un état proche du coma léger, une absence de réaction. Chez les plus jeunes, cela se voit d'abord à l'agitation, à des regards hallucinés et, quand ils peuvent parler, à des discours délirants, déstructurés et incompréhensibles. Les hallucinations visuelles et auditives sont fréquentes, des visions de couleurs agressives, des images mouvantes, des bruits insupportables et la transformation totale de leur environnement. Le moindre geste est interprété comme une menace de mort, les soignants se métamorphosent en vampires ou en assassins, les surblouses bleues ou vertes sont des combinaisons d'extraterrestres, les appareils de surveillance deviennent des instruments de torture et tous les souvenirs désagréables remontent à la surface, déformés, amplifiés, insupportables. Le désir de fuite et d'évasion devient une pulsion prioritaire.

Marc était physiquement fort, entraîné, en pleine santé avant son accident. Il s'est réveillé en quelques heures. Il est parti très vite dans un délire violent, arrachant tous ses tuyaux, secouant les barres de lit, impossible à calmer. Nous l'avons attaché et mis sous neuroleptiques. Impossible de lui parler, d'obtenir des réponses adaptées et raisonnables. Il était halluciné, affligé de mimiques qui trahissaient les images insupportables qui devaient envahir son cerveau. Il prononçait des mots bizarres, des bribes de phrases dans des langues étrangères ; il criait des ordres brefs ou au contraire murmurait soudainement des recommandations incompréhensibles, comme des réminiscences de son passé militaire. J'ai attendu plusieurs jours, dans l'espoir qu'il émerge seul de son délire. Et puis j'ai fini par décider de lui exposer la vérité. J'ai demandé à ses beaux-parents des photos de sa femme et de ses filles, je me suis placé bien en face de lui et je les lui ai montrées. Il s'est calmé d'un coup et puis il s'est mis à crier de plus en plus fort : « Où elles sont ? Où elles sont ? Pourquoi vous ne voulez pas me dire où elles sont ? » Je ne crois pas avoir prononcé des mots plus difficiles de toute ma vie. Je l'ai regardé bien en face et je lui ai dit bien distinctement : « Elles sont mortes. Vous m'entendez ! Elles sont mortes ! Toutes les trois, dans l'accident ! C'est comme ça. »

Il a regardé les photographies très longtemps, sans rien dire. Le psychiatre qui vint le voir le lendemain m'a dit qu'il souffrait d'une dépression profonde et qu'il ne savait pas s'il pourrait en sortir. Évidemment. Je voulais bien assumer la responsabilité de lui avoir tout annoncé de cette manière si brutale. Il avait le droit de m'en vouloir mais je ne pouvais pas changer les faits. Fallait-il les lui cacher plus longtemps ? Comment pouvait-on le faire progressivement ? Par petits bouts ? D'abord sa femme ? Ou ses filles ? Une seule, puis la seconde ? Attendre qu'il pose la question, qu'il la formule avec ses mots ? C'était l'opinion du psychiatre. Je devais avoir tort, probablement. J'avais été violent, stupide, coupable. De toute façon, c'est une impasse. Nous savons que plus de la moitié de nos patients sont dans une situation d'incompétence psychologique, leurs capacités de raisonnement dévastées par l'agression qu'ils subissent. Et il nous faut considérer en même temps leur droit à une information honnête et claire. Et lorsqu'ils sont conscients, nous ne pouvons pas non plus nous substituer à leur libre arbitre, leur dissimuler les réalités. Et s'ils ne sont pas compétents, ni aptes à consentir comme on dit, comment considérer leurs demandes et leurs décisions et respecter leur liberté et leur autonomie ? C'est toujours un mauvais choix. C'est facile pour le psychiatre. Il passe, il parle, il délivre un avis et nous restons et il nous faut assumer tout le poids de la tristesse, du chagrin, les interrogations répétées, les regards affolés, les peurs, et le mutisme ou la rébellion.

Je suis passé voir Marc tous les jours. Sans le faire exprès, je masquais ce dont je ne voulais pas lui parler en lui expliquant le syndrome de Bywaters, les civils enfouis sous les bombes, les objectifs de sa rééducation, les progrès faits en matière de prothèses. Il savait déjà tout. Cela n'avait pas l'air de l'intéresser. Après quelques minutes, il fermait les yeux et ne m'écoutait plus. C'était une façon de me donner congé. Progressivement, petit à petit, nous avons pu parler de sa famille, regarder ensemble les photos qu'il avait réalisées lui-même. Et il disait que c'était un bon souvenir. Sa femme en chemisier blanc qui penchait la tête en souriant. Ses deux enfants semblables qui regardaient l'objectif de la même façon, profondément, comme si elles voulaient traverser l'appareil et envahir l'esprit du photographe ou déchiffrer ses intentions. Deux Alice passées dans un autre monde dont personne ne connaît les merveilles ! Marc m'a raconté une partie de sa vie, des souvenirs de ses actions militaires. Il s'exprimait parfois un peu mystérieusement, comme s'il me confiait des secrets à demi-mot. Avec des détails sur ce qu'il avait vécu. Des souvenirs difficiles. Je le laissais parler. C'était un conseil du psychiatre. Et à ce moment-là, parce qu'il ne me disait pas tout, je ne voyais pas le rapport avec son accident ni pourquoi, dans nos conversations, il revenait toujours sur le Liban.

Il partit pour l'hôpital des Invalides à Paris. La Mecque pour les blessés de guerre, le meilleur centre de réhabilitation pour tous ceux qui ont sauté sur des mines et y ont perdu leurs bras ou leurs jambes, ceux que des éclats d'obus ont coupés en morceaux ou dont la gueule cassée témoigne du courage, des actions intrépides ou du hasard et de ses cruautés…

Quinze mois plus tard, un matin, on m'a demandé à l'accueil du service. Un ancien patient voulait me voir et me parler. Je l'ai immédiatement reconnu. Marc était debout derrière le comptoir de l'accueil, se tenant seul, sans aucune aide. Et bien sûr, ses premiers mots ont été : « Vous vous souvenez de moi ? Vous me reconnaissez ? »

Il a voulu que je lui donne des nouvelles du motard, savoir qui était Miran, ce qu'il avait subi, ce qu'il était devenu, son nom, son adresse. C'était confidentiel et, bien entendu, je ne lui ai rien dit. Il n'a pas insisté.

Il voulait me dire en face qu'il allait porter plainte contre moi. Il était sûr que ça ne servirait à rien mais il voulait savoir, simplement savoir pourquoi nous avions fait tout cela pour lui, pourquoi nous avions choisi de le condamner à une telle punition, sans son accord.

Pendant son long séjour aux Invalides, il avait beaucoup réfléchi à tout ça mais c'était difficile, il avait des trous de mémoire. Des rêves bizarres, des images qui surgissaient. Comme s'il devait se fabriquer des souvenirs. Je l'ai emmené dans mon bureau, je l'ai laissé me raconter sa vie, je n'en connaissais pas grand-chose.

Il était militaire, nous le savions, c'est grâce à cela que nous avions pu le faire admettre aux Invalides. C'est un des privilèges du métier. Ses lésions étaient semblables à des blessures de guerre et leurs séquelles identiques.

Il était né à Paris, il avait longtemps habité avenue Claude-Vellefaux, dans le Xe arrondissement, près de l'hôpital Saint-Louis. Il n'avait pas connu ses parents, morts tous les deux, d'une maladie contagieuse, quelques mois après sa naissance. Il déménagea plus tard avec sa grand-mère dans la banlieue nord, à Saint-Denis. Il avait eu son bac à dix-huit ans. Il n'aimait pas trop les études. Il préférait le sport, la course à pied, la lutte. Ce devait être plus utile dans la banlieue où il vivait. À dix-neuf ans, il s'était engagé, et il devint parachutiste, au 1er régiment de chasseurs. Il avait fait ses classes à Pau et en douze ans avait accédé au grade de lieutenant.

Il aurait mis des heures à tout me raconter. Il débitait à toute vitesse des noms de pays, de villes et de campagnes. Il voulait me décrire précisément ce qu'il avait vécu. L'Afrique noire, les Comores, la Guyane, le Liban, la Libye, la Syrie. Il ne savait plus combien de fois il avait dû sauter en parachute, de trois mille mètres en chute libre ou de moins de cent mètres pour éviter d'être tiré comme un lapin. Sauter dans le vide, c'était comme une petite mort, chaque fois. Un mystère. Il passait aussi beaucoup de temps dans les casernements, les postes avancés, la sécurisation des lieux sensibles, comme on dit. Ses rêves d'enfant avaient été de devenir méhariste dans les troupes sahariennes, de suivre les pistes à dos de chameau, en traversant les dunes. S'arrêter dans les oasis, s'étendre sur le sable à la nuit pour chercher dans le ciel la Croix du Sud. C'étaient des rêves naïfs et romantiques. Il avait dû lire ça quelque part ou bien avait été séduit par ce que racontaient ses copains de banlieue qui venaient du Sahel et voulaient se rendre intéressants. Il s'était retrouvé plutôt dans des espaces intermédiaires, dégringolant pendant quelques secondes entre le ciel et la terre, sans beaucoup de temps pour contempler les étoiles au-dessus de sa tête. Quand il sautait de nuit, elles étaient cachées au-dessus des nuages. Personne n'aimait le temps clair, les corolles des parachutes étaient trop visibles d'en bas.

Comme je lui demandais s'il en avait gardé des blessures, des traumatismes, des cicatrices, il m'a répondu : « Non, pas grand-chose. Une fois seulement, je me suis blessé à la main gauche, en tombant sur le toit d'une maison. Une fracture du poignet. J'ai gardé une faiblesse de ce côté-là. Je suis quelquefois maladroit. »

Il avait eu de la chance. À Beyrouth surtout, en octobre 1983, quand le Hezbollah libanais avait fait sauter le Drakkar. Il avait fait partie des survivants. Il s'en était tiré indemne parce qu'il était dans la cour, à l'arrière. Il était sorti fumer une cigarette et trois secondes après, il n'y avait plus que des ruines. Avec ceux qui n'étaient pas dans le bâtiment au moment de l'explosion, il avait creusé dans les gravats, les poutrelles et les parpaings, pour tenter de dégager des survivants. Ils avaient trouvé les corps disloqués de cinquante-huit camarades. Pour beaucoup d'entre eux, il n'en restait que des morceaux. Des morceaux, c'est ce qu'étaient devenus ses amis. Le bâtiment avait huit étages. Il y eut quelques miraculés, ceux qui étaient en haut et près des gaines techniques, ensevelis à la superficie dans les décombres, plus ou moins écrasés.

C'était l'exacte vérité. C'était facile à vérifier, même si personne ne s'en souvient plus aujourd'hui. Les photos ont été publiées partout. Surtout celle de la main d'un soldat qui s'appelait Mohamed, encore vivant, sa main, la seule partie visible de son corps, jaillissant des murs effondrés, tenue par un camarade… Il a fallu plusieurs heures pour l'extraire des gravats. Et le copain tenait sa main tout ce temps-là… C'est une photo célèbre, aujourd'hui oubliée.

Après, on leur a accroché des médailles sur la vareuse et décerné des citations. Marc m'a dit qu'il ne le méritait pas, qu'il n'était pas un héros. Il était bon tireur mais cela n'avait servi à rien. Les survivants voulaient venger leurs camarades, ils savaient où il fallait frapper pour que l'attentat ne reste pas impuni, comme on ne cessait de le répéter sur tous les tons. Les politiques avaient dégainé la raison d'État, les nécessités de la diplomatie secrète, et des fuites délibérées avaient permis aux coupables de s'en tirer. Il n'y eut que des semblants de représailles, l'envoi d'un simple avertissement pour les prévenir qu'il ne fallait pas recommencer. Un avertissement ! Eux avaient obtenu le tableau d'honneur et les félicitations ! On les rapatria en France, en urgence, les vivants et les morts, enfin, ce qu'il restait de leurs corps écrasés. Marc avait une séquelle, une faiblesse, là aussi. Il était un peu dur d'oreille, l'explosion l'avait rendu complètement sourd pendant plusieurs semaines.

Il avait rencontré Béatrice, sa femme, quelques années plus tard, à Pau, dans un bar, près de la sortie d'un cinéma. Il regrettait de ne plus se rappeler le titre du film qu'il était allé voir, une ânerie sentimentale, probablement. Mais il avait gardé un souvenir précis de tout le reste. Elle était attablée, pas très loin du comptoir devant lequel il se tenait assis sur un tabouret rond. Il a eu un geste maladroit. Son verre de vin rouge était plein. Il l'a renversé brutalement. Le verre a valsé très loin et inondé la jupe et le chemisier de Béatrice. Ils se sont levés en même temps, elle pour essayer de faire descendre le liquide plus vite, lui pour l'aider et s'excuser. Et c'est comme ça que leurs deux corps se sont cognés, de face. Il a senti son parfum et son cœur qui battait fort, de surprise ou de colère. Et lui, il balbutiait des excuses inutiles. Le verre était cassé. Le vin s'étalait sur les vêtements en taches définitives. Elle était furieuse. C'était trop tard pour réparer les dégâts…

Ils se sont mariés trois mois plus tard. Elle n'était venue dans les Pyrénées que pour les vacances. Elle vivait à Valenciennes, chez ses parents. Ils s'installèrent à Pau, en ville. Il ne voulait pas vivre avec elle dans la caserne. Les jumelles étaient nées très vite, la grossesse s'était très bien passée. Au deuxième trimestre, malgré son ventre énorme, Béatrice était resplendissante, sa peau avait pris des reflets cuivrés, elle avait plein de taches de rousseur sur les joues.

Ils montaient dans le Nord une ou deux fois par an pour que ses beaux-parents voient leurs petits-enfants. Plus tard, ils décidèrent de voyager, en Europe, avec les filles, pendant ses permissions. Lui n'avait connu que des pays lointains et elle, à peine deux ou trois régions de France. Ils n'avaient guère d'argent, la solde d'un lieutenant, ce n'était vraiment pas beaucoup. Le père de Béatrice leur donna le combi Volkswagen remisé dans son garage et qui n'avait pas roulé depuis longtemps. Il s'en était servi dans les années soixante-dix pour faire la route, les pays de l'Est, la Turquie, l'Afghanistan, l'Iran. C'était l'époque du Paris-Kaboul, de la 2 CV et du pouvoir des fleurs.

C'est comme ça que c'était arrivé. Il était reparti en mission, trois mois entiers, à Tripoli, et ça ne s'était pas très bien passé. Il avait fallu neutraliser des islamistes et en exfiltrer d'autres. Il avait eu droit à un bon mois de repos. Ils sont remontés dans le Nord, tous les quatre. Le beau-père avait fait réviser le combi et refait la peinture. Le moteur était encore bon. Ils avaient prévu de passer par la Belgique et l'Allemagne pour aller au Danemark. Il voulait voir Copenhague, il ne savait plus pourquoi. Pour ne pas avoir chaud ? Peut-être pour les drakkars ? Ils partirent le dimanche pour avoir moins de camions sur la route.

Sa voix s'est brisée quand il m'a dit qu'ils s'étaient disputés, avec Béatrice, à cause du combi, à peine partis. Son père l'avait fait peindre en jaune, aussi discret qu'un fourgon de la Poste. Il trouvait que c'était trop voyant et ridicule. Elle au contraire trouvait cela très drôle. Il conduisait, les filles étaient derrière et elles riaient aussi. Comme toujours pour des choses insignifiantes, la discussion a mal tourné. Il ne respectait pas ses goûts... Il voulait toujours des teintes militaires, des camouflages... Il était trop sévère avec les filles alors qu'il était rarement là... Des conversations qu'ils avaient déjà tenues plusieurs fois et qui ne menaient à rien. Cela l'avait mis en colère.

Tout le reste s'était effacé de sa mémoire. Il n'avait plus aucun souvenir, depuis l'accident jusqu'à sa sortie du service ; sauf une image qui revenait souvent dans ses rêves, Béatrice assise dans la camionnette, juste à côté de lui, qui ne bouge plus et ne lui répond pas.

Nous en étions là. Son récit s'achevait. Est-ce que je comprenais maintenant pourquoi il voulait porter plainte ? Il m'a dit qu'il n'était plus rien. Pourquoi l'avions-nous amputé des deux jambes, en haut des cuisses ? Comment avions-nous pu lui faire ça ? Peut-être que c'était impossible de faire autrement, mais nous aurions dû lui demander l'autorisation, son accord éclairé, son consentement. Il avait le droit de prendre un risque, de refuser. Est-ce que nous nous étions posé la question de savoir ce qui resterait de sa vie quand il n'aurait plus de jambes, qu'il ne serait plus qu'un tronc mort, amputé de ses racines, à demi-sourd et maladroit de la main gauche ? Est-ce que nous avions pensé à ça ? Nous aurions dû le réveiller, c'était possible. Nous aurions dû lui dire qu'il se retrouvait seul. Plus de femme, plus de filles, plus de jambes. Plus rien. Et peut-être qu'il aurait dit non. Laissez-moi ! Ne me touchez pas ! Ne me coupez plus ! Laissez-moi mourir ! Est-ce qu'il aurait eu tort ?

Je lui ai expliqué de nouveau Bywaters, l'ensevelissement, la compression délétère, l'hémorragie profuse et ses nécessités, l'arrêt cardiaque qu'il avait présenté, l'infection secondaire qui ne nous avait pas laissé de choix, son état cérébral qui nous faisait douter qu'il puisse répondre si nous le réveillions. Je ne savais pas si cela pouvait le convaincre. J'avais l'impression qu'il me cachait quelque chose. J'ai fini par lui dire que s'il était revenu me voir, c'est qu'il était vivant. C'était la preuve qu'il pouvait s'en sortir et j'espérais qu'il pourrait surmonter son désespoir.

Avant de partir, il m'a encore dit quelques mots : « Vous savez, j'ai lu le rapport de la gendarmerie. C'est moi le responsable. C'est bien moi qui ai donné le coup de volant à gauche pour éviter la moto. Il y avait les traces sur le bitume. Les gendarmes étaient formels. Il n'y a vraiment que moi que je puisse détester. Et c'est ce que je fais. Pourtant, vous savez, on m'a appris à ne haïr personne. C'est un sentiment qui perturbe. Dans mon métier, il faut pouvoir tuer sans haine, sans y penser. Sinon, c'est grave, on est trop lent. C'est comme pour vous, même si c'est le sentiment inverse : vous ne devez pas ressentir d'amour pour vos patients, sinon vous n'agissez pas bien. Vous pouvez leur donner la main, leur offrir votre compassion, de l'empathie peut-être, mais pas d'amour. Pas d'amour, c'est trop dangereux, quand ils meurent et aussi quand ils survivent et disparaissent. »

Que voulait-il me dire ? Pas d'amour pour mes patients ? Trop dangereux quand ils survivent et qu'ils nous quittent ?

En partant, sans prononcer un mot, il m'a laissé dans une enveloppe une photo extraite d'un journal de 1983. C'est celle de la main du soldat Mohamed. On la voit en gros plan, au milieu des ruines d'un immeuble effondré, tenue par un de ses camarades, émergeant toute droite d'un trou dans les gravats, comme un fanal au-dessus de la mer des décombres.

Inconsolables

Estelle avait vingt ans quand je l'ai connue. Pour elle, ce n'était pas le plus bel âge de la vie. Elle était de ces jeunes sans horizon qui croient tout détruire autour d'eux, pensent jouir de l'existence en brûlant leurs vaisseaux et n'obtiennent qu'une combustion lente, une progressive aliénation, et finalement une dépendance pire encore que celle qu'ils souhaitaient voir disparaître. Ainsi elle s'était crue rebelle pendant quelques années et n'avait tiré du hasard de ses rencontres que les cartes de son malheur. Elle finit par se droguer sans conviction, par lassitude, souvent accompagnée de son amant du jour. Avec celui-là ou un autre, elle essayait d'oublier, sans comprendre qu'il jouissait d'elle sans amour, sans conviction non plus, en tout cas sans considération. C'était une fille facile quand elle voyageait. Elle avait cette réputation. Fragile et sans courage, ballottée dans les remous de la vie qu'elle ne semblait jamais devoir maîtriser. Ceux qu'elle rencontrait au hasard de ces soirs de déprime en profitaient raisonnablement et puis disparaissaient sans rien laisser sur elle que des odeurs vite estompées, des souvenirs tactiles qui s'effaçaient plus vite encore.

Elle avait commencé par le haschisch, qu'elle achetait dans de sombres ruelles à des hommes sans visage, cent francs par sachet, qu'elle roulait consciencieusement dans de fines feuilles de papier blanc. Des mois plus tard, elle avait fini par s'ouvrir aux drogues dures, la coke puis l'héroïne, l'injection quotidienne qu'elle ne pouvait s'offrir qu'en s'offrant elle-même à d'autres inconnus. Classique, archi-connu, désespérant. Elle était fidèle au même fournisseur qui la retrouvait toujours au même endroit. Il l'avait d'abord filée, puis abordée discrètement. Quelques doses gratuites, puis un prix d'ami pour qu'elle puisse le considérer comme son sauveur, celui qui permettait l'oubli, lui offrait une récompense facile et l'apparente satisfaction de ses attentes impossibles. Il était à peine plus vieux qu'elle. C'était un commerçant. Il venait à la porte des collèges de la banlieue, attendait à la sortie des classes et persuadait les enfants de le suivre, dissimulé dans les recoins d'un immeuble ou dans un terrain vague. Même s'il essuyait beaucoup de refus, si beaucoup d'écoliers prévenus par leurs parents refusaient de lui parler, cela marchait une fois sur dix, une fois sur vingt ; la même proportion que dans le commerce. L'investissement valait le coup.

C'était une autre époque ; le sida n'existait pas, à l'hôpital les toxicomanes étaient des oiseaux rares, des zombies qu'on examinait avec curiosité, en recherchant quelque pathologie exceptionnelle. On décelait les traces des injections, les stigmates infectieux qui abîmaient leur peau. On faisait venir les étudiants autour de leurs lits pour leur montrer ces déchéances ; on dissertait dans les couloirs des causes et des malheurs qui les conduisaient là. C'étaient des étrangers qu'on tentait vainement de raisonner en arguant de préceptes moraux, et qui passaient et repartaient, disparaissant dans la nature. Le plus souvent des amateurs, des adeptes accidentels, dangereux pour eux-mêmes, inoffensifs pour tous les autres puisqu'ils ne cherchaient pas de prosélytes, ni de compagnons innocents à qui transmettre leurs virus. Et s'ils partageaient leurs seringues, cela se soldait tout au plus, disait-on, par une banale infection bactérienne, ou par une hépatite, rarement mortelles croyaient-ils, toutes choses qui les rendaient simplement à la vie un peu plus amaigris, encore un peu plus hâves et fatigués. À peine guéris des overdoses ou des intoxications multiples qu'ils s'infligeaient sans réfléchir, ils refusaient toute aide, fuguaient ou cassaient tout pour quitter l'hôpital. La police poursuivait sans discrimination victimes et vendeurs. C'était habituel de subir la pression des flics qui arrivaient à leur remorque, voulaient savoir ce qu'ils avaient consommé et mettre la main sur eux pour remonter les filières. Nous les protégions de ces interrogatoires. Ils avaient droit au secret, comme tout le monde. Leurs confessions involontaires étaient confidentielles.

Estelle était comme eux quand je l'ai connue. Quelque temps auparavant, sa vie avait pris une autre orientation ; elle avait repris ses études. À dix-huit ans, elle avait obtenu un baccalauréat littéraire en se servant de ses facilités à traduire le grec et le latin que ses parents l'avaient forcée à apprendre au collège et au lycée. Elle s'était évadée du domicile familial et avait tout laissé tomber. Quand je l'ai connue, prise de regrets ou saisie de la vacuité de son existence, elle venait de s'inscrire en licence de lettres et linguistique.

La nouvelle faculté avait emménagé sur un campus extérieur à la ville. Des bâtiments saupoudrés au hasard de la plaine à plus de dix kilomètres du centre-ville. Des moyens de transport embryonnaires, une seule ligne de bus qui tournait à vide pendant la journée et débordait d'étudiants le matin et le soir. Un seul restaurant universitaire où une queue interminable de jeunes affamés s'étirait à midi. Un vent glacial qui déboulait de la plaine, quelques arbres et des excavatrices creusant les routes et perçant les fondations de la ville nouvelle dont on espérait qu'elle verrait le jour bientôt. On se méfiait déjà des facultés du centre-ville qui, pour n'importe quel prétexte, auraient pu déverser dans les rues des hordes d'étudiants incontrôlables. À l'américaine, on préférait exiler la jeunesse loin des mirages de la grande ville, à la campagne où, croyait-on, il y aurait moins de tentations. Et le résultat inverse ne s'était pas fait attendre. Il n'y avait ni sécurité ni contrôle sur le campus, ce qui laissait libre cours à tous les petits trafics. Il fallait occuper les bacheliers. On laissait entrer en première année des centaines d'étudiants en sachant que plus de la moitié d'entre eux abandonneraient en fin d'année et que beaucoup des restants ne tireraient rien de leur diplôme. En lettres, la majorité des universitaires ne voulait pas que leur enseignement soit tenu de s'adapter aux besoins du marché. Ils étaient là pour la culture. D'un autre côté, il fallait faire du nombre et accumuler les heures pour avoir des postes. Donc on ouvrait les portes au gâchis prévisible ; le reste paraissait accessoire.

Estelle tentait de suivre ses cours avec sérieux, mais c'était difficile. Les heures d'enseignement étaient peu nombreuses, les étudiants fantômes innombrables, qui s'étaient inscrits uniquement pour bénéficier d'une bourse, d'une carte et de ses réductions. On apprenait plus au cinéma qu'à écouter les réflexions d'un professeur lisant son cours avec lassitude dans un amphithéâtre surpeuplé. C'est ce qu'elle disait. En linguistique, le responsable pédagogique organisait les travaux dirigés en faisant comptabiliser les accents circonflexes ou les points-virgules dans les œuvres de Proust. C'était de la recherche, disait-elle avec humour. Des statistiques aux significations obscures alimentaient probablement une thèse. Estelle s'était lassée. Un jour de novembre, lorsque les chauffeurs de bus s'étaient mis en grève sans préavis en abandonnant près de mille étudiants sans moyen de retour, elle avait fait du stop, sur la nationale. Et par simple coïncidence croyait-elle, son ancien dealer était passé par là dans sa voiture et l'avait ramenée jusqu'en ville. Il était beau et respectueux, doux et intelligent ; elle était retombée amoureuse. C'est ce qu'elle a fini par m'expliquer bien plus tard, avant de mourir.

Ils avaient presque le même âge. Elle était trop fragile. Lui était déjà presque un caïd, officiant depuis plusieurs mois en banlieue sud, là où prospéraient les filières de drogues dures. Ils se retrouvaient régulièrement. Elle lui parlait de ses ambitions littéraires, de sa volonté de trouver dans la linguistique, dans Saussure, Chomsky, Benveniste, l'explication du manque de communication que les psychiatres avaient décelé chez elle, remplacer par l'étude des structures de la langue les mots qu'elle ne savait pas prononcer. Lui était plus simple, déjà cassé par une enfance sans direction, un peu rebelle bien sûr, à la recherche d'une reconnaissance qu'il devinait n'être accessible que par l'argent. Il en avait beaucoup. Il lui expliqua qu'il pouvait s'occuper d'elle, assurer ses besoins, ses frais d'études, sans qu'elle s'oblige à se vendre. C'était un deal, une bonne intention. Il ne lui proposait qu'une autre forme de dépendance, dénuée des plaisirs dont elle croyait avoir besoin. Sans qu'il la force, elle replongea et reprit sa quête désespérante.

La police la trouva dans un squat de la banlieue, en état de manque absolu. Crasseuse, déshabillée, amaigrie et tremblante, désorientée, ne laissant échapper de ses lèvres que des mots incompréhensibles, des diphtongues aux consonances étrangères : des *oi*, des *au*, des *om*, monèmes, lexèmes, morphèmes. Elle cherchait peut-être des connexions ? Les policiers n'ont pas compris et l'ont emmenée à l'hôpital.

Elle avait de la fièvre et sans le savoir, elle avait rencontré son tueur deux jours auparavant. Une bactérie avec un nom de dieu romain, une invite à la différence, une preuve de ses affinités. *Haemophilus*, un organisme doté d'une fantastique capacité de reproduction qui le multiplie à vitesse vertigineuse et qui se cultive avec facilité dans la gélose au sang. À sa surface, une triple couche de protéines et de graisses lui permet de sécréter un satellite, un missile à tête chercheuse, une endotoxine. Introduit dans un viscère, protégé de ses ennemis innés, enfermé dans la glu d'une cellule, caché dans un interstitium, il finit par trouver les failles des fortifications de son hôte.

C'est une infection de l'enfant qu'aujourd'hui on vaccine et dont les méningites sont devenues rares. À cette époque, la vaccination n'existait pas et Estelle aurait de toute façon été la dernière personne à vouloir en profiter. Ainsi, quelques heures à peine après l'un de ses voyages, le tueur entra dans ses poumons. La succession d'injections toxiques qu'elle s'était administrée à doses croissantes l'avait probablement affaiblie. Un trip de trois jours pendant lesquels elle n'avait rien mangé, presque pas bu. Alors, après quelques heures passées enfermée dans ses alvéoles pulmonaires, là où l'air était chaud et saturé d'humidité, la bactérie pénétra dans sa circulation. Elle largua quelques leurres pour détourner l'effet des leucocytes et essaima dans tous les territoires. Elle y laissait seulement, trop tard, les traces de son passage, la mémoire de ses propriétés. Elle cherchait des rencontres, des cellules spécifiques pour exercer son pouvoir subversif, un émoi formidable, un bouleversement de leurs synthèses, l'émergence de nouvelles sécrétions jusque-là quiescentes, une induction délétère. Elle les trouva en quelques secondes à peine. Alors, affolées, les cellules envoyèrent en toute hâte à leur périphérie les messagers porteurs des mauvaises nouvelles.

Lorsque le cerveau d'Estelle perçut leur arrivée, la fièvre s'alluma. D'autres hormones déclenchèrent une suite complexe de réactions. Estelle se sentit défaillir, son pouls s'accéléra, ses pupilles s'élargirent, elle mobilisa ses énergies rapides, décupla son agressivité, bloqua ses sécrétions inutiles, en oublia sa sexualité. C'était déjà trop tard. Le lit capillaire qui l'avait jusque-là protégée s'ouvrit progressivement, laissant échapper le fluide vital, l'eau, le sel, les sucres, les protéines. Elle sacrifia tous ses territoires inutiles, les uns après les autres, sa peau d'abord qui se marbra comme une enveloppe superflue, puis ses muscles qu'elle sentit devenir durs et douloureux, enfin ses viscères qu'elle aurait pourtant voulu préserver. Elle ne pouvait plus faire face à la brèche qui s'élargissait, comme une déchirure. Ses reins s'arrêtèrent et son intestin fonctionnant à l'envers se vida de son eau. Avec tant de sacrifices, elle crut pouvoir privilégier son cœur et son cerveau. Mais son cœur même était atteint et déjà grossissait, et elle sentait ses pensées fuir et l'envahir de réflexes désordonnés. Enfin, accrochées les unes aux autres par d'invisibles mains qui les bloquaient à la surface des vaisseaux, de nouvelles molécules déclenchèrent la coagulation du sang dans une cascade explosive. Des caillots se formèrent brutalement, disséminés dans tous les territoires. Estelle vit ses orteils bleuir, des taches nécrotiques apparaître sur sa peau, sous ses paupières. Et elle saigna, parce qu'elle coagulait, partout.

Je me souviens d'Estelle, de son arrivée dramatique en réanimation, toutes défenses abolies, un pouls à peine perceptible, les jambes noires déjà jusqu'en haut des mollets, comateuse et choquée. Ma mémoire n'a pas besoin des livres pour entretenir son souvenir et les cinquante jours que nous avons passés ensemble.

Après quatre semaines très difficiles, elle se réveilla, nous pûmes parler un peu. J'ai pu lui expliquer pourquoi cette paralysie, pourquoi ces myriades de tuyaux plantés dans ses vaisseaux, son poumon, sa vessie, pourquoi ce rein artificiel qui ronronnait à côté d'elle. Je l'ai assise dans son lit. J'ai soulevé le drap pour lui montrer les séquelles des thromboses, ses jambes, complètement momifiées, noires de nécrose jusqu'au-dessus des genoux, insensibles, immobiles et définitivement inutiles. Elle avait aussi perdu trois doigts de sa main gauche qui se recroquevillaient lentement en faisant une griffe inesthétique. Il fallait bien lui dire que nous devions couper tout cela et l'amputer, très haut, des deux côtés. Il n'y avait pas d'urgence, c'était une gangrène sèche. Je lui ai tout expliqué, avec tendresse je pense, avec douceur. Elle me comprenait bien je crois, puisqu'elle arrivait à sourire, un peu, quand même.

Dans les semaines qui ont suivi, ses progrès furent constants. Elle respira toute seule, ses reins se remirent à fonctionner. Il ne persistait qu'un petit train fébrile, continu, un 37,5-38, qu'il était si tentant de rapporter à l'inflammation de ses cicatrices. C'était une erreur de ma part ; j'avais oublié que son tueur était accompagné. Comme c'est souvent le cas chez les toxicomanes, il n'était pas entré tout seul.

Cinquante jours après son admission, Estelle mourut des dégâts définitifs causés par un champignon, qui s'infiltra dans ses méninges et ses valves cardiaques. Un samedi matin, juste à la fin de ma visite, alors même que nous venions de discuter de rééducation, elle m'a regardé d'un air étrange et angoissé. Elle articula des phrases incohérentes. J'ai reconnu, plusieurs fois murmurés, les mots « je vais mourir ». J'ai ri, j'ai nié, en lui disant qu'il était bien temps d'y penser, maintenant qu'elle était guérie. Mais je savais que les patients se trompent rarement quand ils ressentent l'approche de leur fin en prononçant ces mots. L'après-midi même, elle perdit conscience puis convulsa et s'enfonça dans un coma profond. J'ai voulu tout recommencer mais c'était parfaitement inutile. Elle mourut le lendemain.

J'ai arrêté sa machine, j'ai enlevé ses tuyaux et c'était sans remords car il n'y avait plus rien sur son encéphalogramme que de longues lignes plates, à peine déformées par les tracés dérisoires de ses battements cardiaques. Et parce qu'il fallait bien comprendre ce qu'il s'était passé, j'ai regardé son autopsie, la leçon définitive, la défaite évidente, la démonstration visible de l'envahissement monstrueux de son cerveau et de son cœur par les filaments et les spores du champignon qui l'avait tuée.

J'ai gardé des photos d'Estelle, celles de ses jambes, détruites, noires et inutiles, celles de ses épaules où l'on voit très distinctement les petits points purpuriques qui signaient la coagulation anormale de ses petits vaisseaux, et celles de ses seins et de son aine que, pour ménager sa pudeur, j'avais rapidement examinés et où pourtant, en regardant bien, sont parfaitement visibles les stigmates de l'infection mycosique secondaire. De petites élevures, des macules un peu colorées sur sa peau pâle et l'éruption prédominante émergeant du haut de ses cuisses. Je les montre à mes étudiants, pour qu'ils n'oublient jamais, qu'ils ne se trompent pas comme je me suis trompé, pour transmettre son souvenir, leur rappeler les faits, ces rencontres, ce croisement, ce duo qui l'empêchèrent de vivre. Le mariage mortel d'une bactérie et d'un champignon. Et pour moi, le doute d'avoir trop attendu pour lui couper les jambes. À qui puis-je dire ce qu'elle m'a laissé d'autre ?

Là ne s'arrête pas l'histoire d'Estelle. Vous ne le croirez pas, c'est probable. Par le simple fait du hasard, c'est dans la même chambre que quelques semaines plus tard fut admis son fournisseur. Ne cherchez pas l'expression d'une justice divine, non, c'est uniquement du désespoir et de l'amour.

Il avait appris la mort d'Estelle par les journaux. La notice nécrologique remerciait les soignants dévoués qui l'avaient soutenue dans ses derniers moments. Bien sûr, son nom à lui n'y était pas. Qui aurait voulu qu'il y figure ? Pourtant, je suis sûr qu'il l'aimait, il me l'a dit. Il était inconsolable.

Il n'avait pas les moyens de faire un deuil habituel. Comme beaucoup de dealers, il était participatif. De temps à autre, il s'offrait lui aussi un voyage hallucinogène. Montée et descente, accroissement progressif des doses jusqu'au plateau qui permettait l'oubli, ouvrait la porte aux souvenirs fantasmés, aux nouvelles couleurs du futur et à la suspension de tous les déplaisirs. Il s'apitoyait sur lui-même et espérait en tirer un peu de considération. Il était très habile mais, malgré toutes ses précautions et ses habitudes, il payait cher l'augmentation des doses. Elles le faisaient vomir. Il décidait d'un trip, il s'enfermait dans son appartement, il sniffait de la coke, s'injectait des mélanges sophistiqués et vomissait encore. À peine capable de se tenir debout, n'ayant rien mangé depuis plusieurs heures, il se traînait jusqu'aux toilettes et vomissait, en jets répétés. Puis il rejoignait son lit pour poursuivre ses rêves et atteindre l'oubli.

La vidange répétée des sécrétions gastriques comporte une conséquence. Le suc de l'estomac, c'est de l'acide chlorhydrique. Et qui vomit beaucoup perd tout son chlore, et le chlore est indispensable à la vie. Dans le sang, sa concentration normale est de 100. À 70, les centres cérébraux de la respiration cherchent à compenser le déficit en limitant l'expiration du gaz carbonique, du CO_2. Avec l'eau et le gaz carbonique : la chimie explique pourquoi l'organisme fabrique de l'hydrogène acide, augmente les protons et peut compenser la perte de chlore. Ainsi tout s'arrange si la fuite du chlore est arrêtée. Hélas, le fournisseur d'Estelle continuait de vomir et quand son chlore atteignait moins de 50, il s'enfonçait progressivement dans un coma tranquille mais qui privait son cerveau d'oxygène.

Il était inconsolable. En moins de dix semaines, il fut admis trois fois dans le service pour cette même raison. Chaque fois comateux et en état critique, chaque fois intubé, ventilé, perfusé, acidifié. La première fois, à peine réveillé, il m'a demandé si je me souvenais d'Estelle, si je l'avais soignée personnellement, comment elle était morte. Et comme j'étais très en colère, j'ai voulu lui faire porter sa part de responsabilité. Je lui ai dit que c'étaient ses drogues qui l'avaient tuée. Il n'a pas cillé. Il m'a répondu : « Vous êtes certain ? » Alors je lui ai raconté les derniers jours d'Estelle, je lui ai montré les photos de ses jambes. Il m'a dit : « Vous savez, je ne lui offrais que ce qu'elle demandait. Je l'aimais trop pour refuser. » Et comme j'insistais en agitant les photos devant lui, il m'a dit : « Je garderai de meilleurs souvenirs d'elle. Toi, c'est ça qui te reste ? » Et moi, je n'avais que des regrets.

La deuxième fois qu'il s'offrit un voyage et qu'il paya le prix des vomissements, je ne m'en suis pas occupé, je n'étais pas de garde. La troisième fois, il arriva trop tard. Il mourut, d'un œdème irréversible, le cerveau détruit, définitivement, comme elle. Il y a des liens indissociables et beaucoup d'injustices divines.

La police est venue, bien sûr, car nous avions refusé le permis d'inhumer. C'était quand même une mort suspecte. Trop de coïncidences, la cliente et puis le dealer, en quelques mois, ils voulaient savoir ce que je savais et je ne savais rien. Nous avions retrouvé quelques papiers dans ses vêtements, un passeport, un carnet d'adresses. Le flic était très jeune, volontaire et zélé. Je ne le connaissais pas. Il voulait des explications. Il avait des doutes. Il perquisitionna son appartement. Il revint pour me dire qu'ils n'avaient rien trouvé, sauf l'habituel désordre d'un célibataire désocialisé, des sachets, des seringues, de l'argent et enfin des livres et des cahiers de cours de linguistique où étaient écrits au stylo et à l'encre bleue des listes de mots d'amour et de désespoir. Affection, défection, affliction, infection… Les flics avaient tout saisi et finalement jeté ces cahiers qui ne signifiaient rien. C'était un dealer professionnel qui n'avait pas d'amis et d'après les voisins plus de famille.

Comme d'habitude, la suite m'a totalement échappé. Une fois décochée sur la déclaration de décès la petite case qui signale une mort suspecte, nous sommes privés de toute information. La justice suit son cours, le juge instruit, le déclarant n'est au courant de rien. Le flic n'est pas revenu. J'ai supposé que le procureur avait classé l'affaire, jugeant probablement qu'il n'y avait plus personne à poursuivre. Après tout, ce n'était pas un homicide, ni pour elle ni pour lui.

Le choix

Un manège, c'est comme une association syndromique. L'ensemble des signes de la vie. Comme l'un de ces mobiles qu'on accroche au berceau des bébés. Vingt centimètres de haut, une base large, rouge et de bois, dont les trois arches se rejoignent autour d'un axe, et au-dessus une hélice aux seize pales inclinées qui tournent au gré d'un air expiré. Elle entraîne autour de son axe deux petits personnages assis chacun dans un traîneau, un rouge, un bleu, chacun poursuivant l'autre sans jamais pouvoir le rattraper, tous les deux animés par le même souffle. Par effet d'optique, la rotation de l'hélice les fusionne, et ils ne se séparent qu'avec l'épuisement du vent. La roue s'arrête. Chaque personnage regarde dans le lointain et ignore l'autre, comme un couple sans forces. Nord-sud. Trois heures-neuf heures. Séparés par l'axe de l'hélice inanimée. C'est un curieux jouet…

Il était neuf heures exactement lorsque j'ai rencontré Prizbulski pour la première fois. Lui, petit, trapu, vif, les yeux rieurs avec déjà quelques rides en pattes d'oie. Il descendait d'immigrants polonais. Arrivé dans la région dans les années quarante, son père avait laissé dans la mine suffisamment de poumon pour qu'il ait un jour le droit de survivre au bout des tuyaux d'une machine qui soufflait un air oxygéné à travers sa trachée. La silicose frappait presque tous ceux qui descendaient au fond pour extraire le charbon. Il n'y avait que la gravité ou le délai de survenue qui variait. Certains résistaient deux ou trois décennies sans avoir de gêne apparente. D'autres mouraient en quelques années d'insuffisance respiratoire progressive. Des massifs d'anthracose se déposaient autour des grosses bronches. On les voyait à la radiographie comme de grosses opacités blanches aux contours arrondis. Elles finissaient par déformer les poumons et parfois se creusaient de cavités emphysémateuses. C'était souvent le signe de la greffe d'une tuberculose ou d'une mycose mortelle. Ces mineurs finissaient leur vie de façon brutale par un pneumothorax ou une hémorragie, ou plus progressivement par la lente dégradation de leurs capacités respiratoires. Jusque dans les années quatre-vingt, on ne pouvait pas faire grand-chose pour les aider ; ils mouraient étouffés sous oxygène au long cours. Plus tard, nous avons pu leur proposer une survie sous machine. La trachée appareillée, l'air que le respirateur soufflait dans leurs bronches détachait la poussière de charbon et il fallait l'enlever périodiquement dans le bruit de succion d'un aspirateur à bocal.

Nous n'en étions pas là avec Prizbulski. En 1972, il me raconte la vie de son père pendant que nous attendons. Nous sommes les deux nouveaux externes du service d'ORL. Il est neuf heures. Arrivés tôt, nous stationnons là, debout, accoudés comme devant un bar à la rotonde qui fait office d'accueil au milieu du service. Une vraie tour de contrôle qui laisse deviner aux quatre points cardinaux l'enfilade des lits et des salles communes. Il y a des noms de patrons célèbres qui trônent au frontispice de chaque aile. Il y a un brancardier qui s'échine à remettre en place la roue cassée d'un chariot rouillé. Nos blouses sont trop propres, trop neuves, et sentent l'amidon frais. Évidemment, nous avons ceint au-dessus, à la taille, le tablier blanc des docteurs, avec sa poche marsupiale, d'où dépasse l'oreillette d'un stéthoscope. J'ai un peu peur ; l'appréhension d'un nouveau lieu. Prizbulski détend l'atmosphère en faisant de mauvais jeux de mots sur la silicose de son père : « Le charbon, c'est pas toujours bon ! La silicose, c'est pas un chemin de roses ! » Et je ris bêtement. Prizbulski rit aussi et tousse. Il dit que c'est un tic paternel. Il s'arrête vite parce qu'un enfant vient vers nous, tirant sur ses roulettes un pied de perfusion où tintinnabule une bouteille aux reflets orangés. Le petit doit avoir dix ans et arbore une canule de trachéotomie métallique, rutilante comme un nœud papillon de clown. Derrière lui, deux infirmières le suivent à courte distance. Je vois l'œil de Prizbulski qui pétille.

L'une est brune et l'autre pas, bien sûr. Cheveux courts et cheveux longs, mais le même déplacement dans l'air qui rend leur complicité apparente, perceptible, le même pas délicat qui les fait défiler et presque le même sourire qui effleure leurs lèvres quand elles passent devant nous en détournant la tête. Nous voici comme deux chiots baveux qui halètent et dressent les oreilles. Et nous voilà deux à deux de chaque côté de la rotonde. Nous tournons comme pour en décrire le périmètre. Prizbulski m'entraîne à leur poursuite, mais au bout d'un tour, ce sont elles qui se mettent à nous suivre. Cela finit dans un éclat de rire, nous à trois heures et elles à neuf, qui s'enfuient dans le bruit de claquettes de leurs talons en bois. Au centre des aiguilles que nous dessinons, c'est Labroix, le patron, qui nous regarde, que ni les filles ni Prizbulski n'ont vu arriver, mais dont je perçois le regard sévère. Il est en colère. L'ORL, c'est sérieux…

La brune, nous l'avons surnommée Soubirous, pour Bernadette, son prénom, qui ne lui allait pas. La blonde s'appelait Morgane, elle était fille de militaire mais n'en avait pas la rigueur. Il y avait des rumeurs qui couraient dans le service à leur sujet. On racontait que toutes les deux dispensaient le paradis à qui voulait les suivre et l'enfer des regrets de leurs corps à chaque nouvelle rupture. On y croyait sans peine, tant elles semblaient aimer la vie. C'était une époque où les femmes n'étaient pas libres et risquaient vite la réprobation, mais elles se moquaient de leur réputation. Elles vivaient dans un petit appartement moderne, proche de l'hôpital. Dans le service, elles semblaient inaccessibles, à peine un regard de temps en temps, des contacts furtifs pour ajuster un masque au bloc opératoire, tendre une pince ou finir un pansement. Mais toujours la même impression de sensualité et le parfum différent qu'elles laissaient derrière elles, comme une trace de leurs corps, au hasard des couloirs. Leur départ du service ressemblait à une sortie d'école, tant on les sentait heureuses d'être libérées des contraintes de l'uniforme blanc pour rejoindre un autre univers. Nous nous parlions peu au travail ; elles semblaient prendre des précautions incroyables, comme si quelqu'un les surveillait. Nous étions, Prizbulski et moi, un peu déçus, un peu perdus...

Un jour, sans que rien n'ait laissé deviner auparavant que l'une ou l'autre ait pu avoir été touchée par nos regards, elles nous invitèrent chez elles. Avec Prizbulski, nous sommes venus en apportant deux bouquets de fleurs et une bouteille de vin. Elles habitent ensemble au premier étage d'un immeuble récent. Je déclenche un carillon sonore. Elles ouvrent la porte et s'effacent pour nous laisser entrer. Elles rient toutes les deux de nos cadeaux. Puis elles nous font asseoir sur un grand canapé blanc. Un peu de rhum d'abord, puis beaucoup de vodka mal frappée ; de la fumée de cigarettes et des conversations gênées, des œillades, des regards, des platitudes articulées. Cela dure. Elles changent les disques sur l'électrophone. Nous buvons encore. Il est tard. Elles veulent me montrer leur chambre, un couvre-lit blanc qui irise la lumière, la fenêtre qui bat dont il faut tourner la crémone. Je vois, comme en contre-plongée, le plan dur d'une coiffeuse sur lequel traînent des brosses à cheveux différentes et des pots de crème à la taille disproportionnée. J'ai l'impression qu'ils sont aussi grands que ma tête. En fait, je me suis allongé sur le lit, j'ai certainement trop bu...

L'une des deux s'est assise à côté de moi, au bord du lit, je crois. Est-ce qu'elles se sont déshabillées, je ne suis pas sûr. J'entends tinter des bijoux sonores, monter des parfums et des odeurs. Je pense aux fleurs que nous leur avons apportées. J'ai l'impression que la blonde et la brune finissent par se confondre dans le mouvement circulaire qui les fusionne. Des peaux à la douceur identique et des gestes et des rires indissociables. Je vois double. Je dois être tristement soûl. Est-ce qu'elles me bercent, me caressent ? Est-ce que je prends mes désirs pour des réalités ? J'ai dû m'endormir. Est-ce que je rêve ? Est-ce la brune ou la blonde que je vois au-dessus de moi, complètement nue, exhibant les reflets roux de son bas-ventre, les seins hauts et les mains serrées derrière la nuque ? Quand j'ouvre les yeux, je suis seul, je ne sais pas où est passé Prizbulski, je distingue dans la pénombre, sur la table de nuit, un cendrier, une horreur d'un incroyable mauvais goût, une tête de mort en verre et plastique noir, avec deux yeux phosphorescents qui s'illuminent et me contemplent.

Il y eut d'autres nuits, d'autres réunions, mais elles n'atteignirent jamais l'intensité et le mystère de cette nuit-là. Je crois parfois entendre le tintement des bracelets de la brune ; je crois encore parfois percevoir les satins de la blonde. Ce sont des impressions irréelles, fugaces. Le stage en ORL se termina trop vite. Nous nous sommes perdus de vue. Prizbulski choisit la médecine générale ; je m'absorbai dans la préparation du concours d'internat. Je n'avais plus le temps de tourner autour de la rotonde des services et d'y guetter les parfums nouveaux. J'ai pensé tous les oublier.

Quinze ans plus tard, je les ai revus, tous les trois, à quelques mois d'intervalle. Un jour en décembre, le centre de cancérologie nous transféra une jeune femme dont le mari demandait l'hospitalisation en réanimation pour tenter de traiter des douleurs rebelles. L'analgésie de ces patients justifiait parfois de prescrire des doses très élevées de morphiniques et de sédatifs, et il fallait surveiller leur état respiratoire au début des traitements. Je n'ai pas reconnu Morgane tout de suite. Elle n'était plus qu'un corps malade en fin de vie. Elle souffrait d'un sarcome de la vulve, un cancer rare, sans traitement efficace. Elle avait déjà subi tout ce qui était imaginable à l'époque, la mutilation chirurgicale, la radiothérapie complémentaire et la chimiothérapie palliative. Et rien n'avait vraiment marché. La rétraction cicatricielle des tissus de son sexe entraînait des douleurs et des démangeaisons épouvantables. Elle était épuisée mais parfaitement consciente. Avant que je ne commence son traitement antalgique, nous avons pu parler de nos souvenirs communs, de Bernadette dont elle n'avait plus de nouvelles.

Cela m'est revenu : l'ORL, Labroix, le patron, mort depuis longtemps… Je n'avais rien oublié… J'ai repensé à notre petit manège autour de la rotonde, à l'hélice aux pales inclinées, à la nuit passée chez elle et au souvenir un peu mystérieux qui y reste attaché…

Elle m'a parlé de son mari, elle m'a dit qu'il y croyait encore, qu'il voulait qu'elle tente une nouvelle ligne de chimio et un traitement adjuvant. Elle m'a dit qu'elle n'en pouvait plus. Elle m'a dit en me serrant la main : « Occupe-toi de moi. Ne me laisse pas comme ça. »

C'est cette demande qu'elle a réitérée pendant deux jours. Je ne l'ai pas laissée comme ça. Je l'ai fait. Je le lui devais bien. Elle est morte deux jours plus tard, intubée, sous ventilation, sous morphine et sédatifs à hautes doses, inconsciente, accompagnée.

La même année, j'ai revu Prizbulski. Il était médecin généraliste, trop tôt vieilli, le cheveu devenu rare et le sourire amer. Moi, je venais d'enfoncer quelques tuyaux de plus dans le thorax de son père, monstrueusement gonflé par l'emphysème. Ma machine ne soufflait plus d'air que dans les drains pleuraux. Ses bronches n'étaient plus que des fistules à plein canal, parce qu'il ne restait plus rien de ses poumons qu'une masse coniotique inutile, plus que des petits morceaux de charbon que nul ne pourrait plus extraire.

Dans mon bureau, j'explique à Prizbulski que je veux endormir son père et le laisser mourir doucement pour qu'il ne se déforme plus, en le privant simplement de quelques heures ou quelques jours de vie. Prizbulski pleure en regardant la pendule égrener les secondes. Bernadette, à ses côtés, lui serre le bras et pleure aussi, avec de petits bruits qui sont des gémissements et des yeux noirs mouillés qui s'illuminent aussi. Elle n'a pas beaucoup changé, simplement des petites rides au coin des lèvres. Elle a toujours les mêmes gestes distingués, les mêmes attaches fines où s'enroulent deux bracelets dorés. J'ai l'impression qu'elle sent toujours le même parfum. Elle tient la main de mon ancien ami ; elle m'explique qu'ils se sont mariés il y a déjà quinze ans et qu'ils ont trois enfants…

Je ne savais rien de tout ça. J'aimerais connaître des détails mais j'ai d'autres soucis. Le père de Prizbulski ne veut pas être endormi. Il me l'a écrit sur le cahier d'école qu'il remplit pour communiquer. Avec sa trachéotomie et la machine, il ne peut plus parler. Cela lui prend un temps infini. Il doit s'y reprendre plusieurs fois pour former de grandes lettres. Il m'a écrit : « Je veux aller jusqu'au bout. Comme les copains. » Il a souligné les derniers mots d'un trait de crayon gras.

C'était une ultime fierté, une forme d'orgueil. Je le savais. Les mineurs qui descendaient au fond étaient des hommes particuliers. Il fallait du courage ou de l'inconscience pour aller extraire le charbon dans des veines de plus en plus étroites et à des profondeurs de plus en plus lointaines. Dégager les plaques minérales presque à genoux, courbés en deux, dans une chaleur d'enfer. Il fallait surtout faire confiance aux autres, aux copains. Mêmes risques et mêmes souffrances partagés. Et une fois remontés à la surface, la même solidarité, probablement. Et le même orgueil qui les poussait à aller jusqu'au bout de leurs maladies, pleinement conscients. On disait qu'ils étaient durs au mal. Une fois leur silicose déclarée et reconnue, ils passaient périodiquement devant un collège de trois médecins spécialistes qui statuaient sur leur état. L'indemnisation était à ce prix. Elle s'exprimait en pourcentage, partant de rien jusqu'à 100 %. Quand ils atteignaient ce niveau d'invalidité, c'était comme si l'héroïsme quotidien qu'ils avaient déployé pendant toutes leurs années au fond était enfin reconnu. On voyait la fierté dans leur regard. Ils savaient qu'ils finiraient en réanimation, qu'ils n'en sortiraient pas vivants. Ils savaient aussi que leurs veuves bénéficieraient de leur pension, qu'elles pourraient continuer d'habiter le coron, avoir les mêmes prestations sociales. En un siècle, les mineurs du Nord–Pas-de-Calais avaient extrait plus de la moitié de toute l'énergie consommée en France. Ce n'était pas trop cher payer que de permettre à leurs familles de garder quelques avantages.

Les mines avaient fermé depuis longtemps. Le père de Prizbulski habitait toujours le même coron, juste à côté de la fosse 10, à Oignies, le puits qui avait permis de ravitailler les aciéries de Dunkerque par le canal à grand gabarit. Il ne restait plus grand-chose de cette époque, en dehors des souvenirs et de quelques terrils. Petit à petit, les montagnes du Nord avaient été grignotées pour servir de pierraille dans la fabrication des routes. Il en reste quelques-uns. Il y a une piste de ski créée sur l'un des plus anciens. Vous pouvez monter sur l'un d'entre eux. Le sol est encore chaud, trente ans après, comme le souvenir de corps vivants.

Prizbulski voulait que je fasse venir un prêtre pour son père. Comme il était très croyant, il pensait qu'un homme d'Église le persuaderait d'accepter que ses souffrances soient abrégées. Je l'ai fait appeler. C'est un type bien qui ne parle pas du paradis et ne remercie pas Dieu d'avoir voulu le malheur de certains. Il ne vient plus souvent à vrai dire, ou seulement pour les extrêmes-onctions. On ne lui demande guère que des gestes symboliques, le signe aux quatre horizons cardinaux qui va de la tête au pubis et balaie les deux bras. Il le fait. Je pense qu'il n'y croit plus beaucoup. Quelquefois, quand on l'écoute, il parle de Teilhard de Chardin, de saint Augustin, de saint François de Sales et des autres perdants. Prizbulski lui a expliqué ce qu'il voulait pour son père. Il lui a raconté son exil de Pologne à quatorze ans. Le soulagement d'arriver dans un pays qu'il croyait à tort plus tolérant. Et puis la guerre, l'Occupation, les lois antijuives, le camp d'internement et le tatouage à l'avant-bras que j'avais remarqué en lui posant les cathéters. Souvenir de Bergen-Belsen. Et son retour parmi les survivants... Et la mine, la vie dans les corons, la gloire de la fosse 10, seize tonnes de charbon pour la pension d'une veuve, les fêtes collectives aux communions solennelles, la mémoire des amis morts, les sacrifices faits pour les études de son fils et son mariage avec cette Bernadette qu'il s'était mis à aimer pour ses mains douces et sa chevelure brune qui le changeaient des Polonaises... Et cet aspirateur qui pouvait seul libérer sa trachée et ses bronches de leur encombrement... La machine qui le tenait en vie, dont le bruit de soufflet berçait ses nuits, dont il fixait sans cesse l'aiguille du manomètre et son ascension périodique. Seize fois par minute, comme une montre trop lente... L'hélice du manomètre animée par son souffle expiré. Et l'hôpital enfin, pour mourir, comme les amis, qui avaient déjà tous disparu... enfin la réanimation puisqu'il fallait que ça finisse.

Le prêtre est resté près d'une heure au chevet du père de Prizbulski. Il m'a tapé sur l'épaule en venant me chercher, comme pour un geste d'empathie. Sur le cahier d'école, le seul mot « NON » était écrit en grandes lettres arrondies.

J'ai l'habitude de ces situations. J'explique et je recueille l'avis de tous et quand c'est possible les souhaits du patient. C'est à la fin, quand tout le monde est d'accord, que je sédate, puisque je ne peux plus réanimer. Mes derniers sacrements sont ceux des morphiniques. Est-ce mon devoir d'abolir la conscience de ces moments-là ? Je ne sais pas. J'administre mes ultimes prescriptions et laisse les familles seules une fois les stores baissés, quand j'ai mis tous les boutons sur *off*, quand il n'y a plus signe de vie, le cœur arrêté, rien que des lignes plates qui défilent sur mes écrans, comme immobilisées. Je reste là jusqu'au bout, à l'instant même où disparaît la vie des corps que j'ai soignés. Est-ce un instant désagréable ? Je ne sais pas. C'est difficile à voir, il faut nous laisser faire car nous sommes aveugles et sourds, le nez habitué. La mort exhale les relents des régurgitations, l'ouverture des sphincters, les sueurs et la merde, les marbrures et la rigidité, les dernières contractures, identiques aux premières contractions. Un retour au bercail en position fœtale. Alors nous préparons nos morts et nous les rendons beaux. Et puis, pour consoler, à la famille, aux proches, je dis comment cela s'est passé, comment j'ai mobilisé toutes les machines et les techniques, fait appel aux milliers de cas, semblables et un peu différents, que j'ai là dans ma tête. Sans pouvoir éviter que cette vie ne s'achève. Et j'ajoute à mon cimetière un nom, une histoire, un corps et un visage. Tout finit par s'ordonner sans logique apparente dans un mélange brumeux d'où émergent des souvenirs saillants, des destins particuliers, des raretés épouvantables, des échecs cuisants et des succès faciles.

Là, je ne pouvais rien faire, rien empêcher. C'était un non catégorique. Cet homme refusait mon aide. Il voulait vivre sa mort. C'était son choix, son droit. Il ne me quittait pas des yeux, comme s'il guettait le geste interdit que je pourrais faire. Alors, je suis resté avec Prizbulski et Bernadette à son chevet, l'un qui lui tenait la main, l'autre qui caressait son front. Il ne s'agitait plus. Nous sommes restés silencieux et immobiles pendant plus d'une heure. Son rythme respiratoire s'est progressivement accéléré. Il luttait pour avoir de l'air. Il manquait de volume, d'oxygène. Les pressions de la machine ne pouvaient plus soulever son thorax déformé. J'ai changé quelques réglages en lui expliquant ce que je tentais de faire mais cela n'a fait qu'amplifier les fuites d'air au niveau de ses drains et les éclats des bulles dans les bocaux remplis d'eau colorée. Et petit à petit, j'ai vu la cyanose bleuir l'extrémité de ses doigts. Il suait. Des petits mouvements involontaires commencèrent à agiter sa main droite, comme des oscillations rythmées. En soulevant son avant-bras, la suspension répétée du tonus de son poignet imitait les battements d'ailes d'un oiseau. Un *flapping*, qui signait l'intoxication par le gaz carbonique qu'il n'éliminait plus. Un soulagement aussi car c'était presque comme une anesthésie ; la perte de contrôle de ses pensées et la survenue progressive d'un coma calme, la narcose terminale de l'insuffisance respiratoire. Il n'avait plus besoin de sédation. La nature lui offrait une mort douce. Il s'est enfoncé lentement dans un coma définitif. Jusqu'à ce que son cœur s'arrête enfin, Prizbulski lui a répété : « On est là, papa, on est toujours là ; on est avec toi. » Mais lui n'était plus nulle part et je ne l'avais pas endormi.

Nous sommes retournés dans mon bureau avec Bernadette et Prizbulski. L'autopsie n'était pas justifiée. J'ai complété l'imprimé bleu, le certificat de mort naturelle, les autorisations de transport et d'inhumation. J'ai rempli et cacheté la partie diagnostique, celle qui va enrichir les banques de données démographiques. Date et heure, lieu et causes du décès. Défaillance respiratoire aiguë ; insuffisance respiratoire chronique ; silicose. Chaque constatation liée par un agrément logique à la précédente. Et enfin, le certificat nécessaire à l'attribution de la pension des mines. *Je soussigné… certifie… le décès… directement lié à la maladie pour laquelle il était indemnisé.* Je ne pouvais pas y mettre tout ce que Prizbulski m'avait raconté. Je me suis souvenu de ses jeux de mots, quand nous nous étions rencontrés pour la première fois, devant la rotonde du service d'ORL. Non, tout n'était pas bon dans le charbon et les roses ne poussaient pas sur les terrils.

J'ai réuni tous les papiers. Un petit tas d'imprimés pour toute une vie et une déclaration de mort. Prizbulski s'est levé et m'a serré la main. Bernadette m'a embrassé. Comme je la serrais dans mes bras, elle m'a chuchoté dans l'oreille : « Pardonne-moi. » Était-ce tout simplement parce que en se levant, elle avait fait tomber de mon bureau le cendrier où je jette les petits bouts de papier inutiles ? Le cendrier s'était brisé. Me demandait-elle pardon pour quelques fragments de verre ? Ou bien était-ce pour ce qu'il s'était passé quinze ans auparavant ? Je me suis souvenu du cendrier noir, de la tête de mort aux yeux phosphorescents. Je n'ai pas voulu lui parler de Morgane, lui demander pourquoi elles s'étaient séparées, lui expliquer sa maladie, lui raconter sa fin, lui dire que j'avais pu l'aider. J'aurais bien partagé quelques secrets mais elle était suffisamment triste. J'espère que Prizbulski a pu la consoler.

Invulnérable

Je suis tombé sous le charme de Marie-Anne le jour de nos retrouvailles, étonné par la sérénité qui transparaissait dans chacune de ses paroles. Elle ne me l'a jamais dit mais je crois qu'elle s'en est rendu compte. D'une certaine façon, nous avons partagé une histoire. Je l'ai soignée une première fois et elle a survécu ; j'ai perdu sa trace, nous nous sommes retrouvés et elle m'a quitté une nouvelle fois. Et depuis, chaque année à la même date approximative, elle m'envoie une courte lettre. Elle me demande chaque fois de ne pas lui répondre. Je respecte sa volonté sans bien la comprendre. Peut-être craint-elle d'entretenir une liaison épistolaire ? Au moins, je peux la suivre à distance, découvrir l'endroit où elle séjourne, simplement savoir qu'elle vit toujours, fidèle à ses vœux initiaux, sans regrets, j'en suis certain.

Marie-Anne est religieuse, bénédictine, bénie de Dieu : petite, réservée, une voix douce, parfois presque inaudible, un corps d'enfant, des extrémités fines qu'on aurait peur de briser en lui serrant les mains. Elle se déplace à petits pas sautillants, comme un oiseau, je l'ai constaté plus tard. Elle porte l'habit de drap noir et la coiffe blanche et cette alliance à la main droite qu'elle fait souvent tourner autour de son doigt. Elle est très jolie, très bien faite, et je me suis toujours demandé, stupidement, pourquoi elle avait pu choisir cette voie-là, alors qu'elle disposait d'une telle beauté. Pourquoi elle n'avait pas préféré les joies et les malheurs de la vie du monde, l'amour d'un mari et les dépendances de la maternité. Pourquoi cette existence à part, enfermée dans la contemplation et la prière, les privations, les déambulations répétées autour d'un cloître et l'éternelle succession des messes et des actions de grâce. Elle avait certainement des raisons dont j'ignorais tout.

Elle était invulnérable. J'ai manqué de la tuer par deux fois et elle survécut sans trop de dommages, en dehors des quelques séquelles que mes soins lui laissèrent. Elle pense que j'exagère ma participation. D'après elle, je n'y fus pour rien, pour pas grand-chose. Elle me l'a dit souvent, c'était la volonté de Dieu. Venant d'elle, c'était plus compliqué que l'habituelle profession de foi des dévots, celle qui permet de croire que rien ni personne n'est responsable des malheurs qui vous accablent et encore moins dans l'autre sens quand un médecin arrive à vous guérir. Marie-Anne soutenait que Dieu l'avait soumise aux épreuves de la maladie mais qu'elle n'avait jamais douté de ses capacités personnelles à y survivre. Elle disait que son instinct vital était plus fort, qu'elle voulait encore servir. Ce terme-là était insupportable ; il me semblait toujours ramener la personne humaine au destin d'un appareil ménager encore capable de fonctionner pour le bonheur de son propriétaire. Cela ne la choquait pas. Elle me disait chaque fois avec un petit rire : « Vous savez, docteur, je ne voulais pas mourir, je pouvais encore servir et Dieu devait simplement être d'accord. » Elle était orgueilleuse. Allez comprendre !

Nous avons fait connaissance en 1997. Son seigneur et maître avait engagé les hostilités en lui faisant le cadeau d'un lymphome cérébral. Un début très progressif, comme dans les livres, avec des maux de tête chaque fois plus difficiles à supporter, puis des troubles visuels qui l'avaient amenée à consulter. Un peu tard, puisque son cancer avait déjà beaucoup grossi. Le lymphome est un sournois, parfois presque bénin quand il se contente d'atteindre un seul de vos ganglions, souvent plus insidieux, caché au creux de vos organes où il finit par se révéler quand il comprime les tissus adjacents, et parfaitement bizarre quand il s'intrique avec des maladies virales ou se comporte comme une leucémie. Pour Marie-Anne, c'était une forme localisée mais très mal placée, tapie au milieu de son cerveau. Son diagnostic avait été posé par le scanner et une seule biopsie. Elle entra dans le cycle des examens et des bilans d'extension, puis dans les successions habituelles : corticoïdes, radiothérapie, chimiothérapie. Elle perdit ses cheveux, ce qui la gênait beaucoup. Même si elle avait l'habitude de les porter coupés court sous la coiffe, le bruit soyeux de leur frottement sous le coton était une sensation familière qui lui manquait. Elle maigrit bien sûr, beaucoup. Les résultats des traitements ne furent pas extraordinaires. Les céphalées diminuèrent, les ganglions cervicaux devinrent impalpables, la fièvre disparut, mais, le scanner était formel, les lésions cérébrales continuaient de s'étendre à bas bruit. Les médecins qui la soignaient le lui dirent. Elle accepta la seconde ligne, la chimiothérapie lourde, celle qui vous laisse exsangue, altéré, toutes vos défenses amoindries. Elle en supporta toutes les cures, farouchement portée par la volonté de survivre. La dernière fut la plus difficile, la plus longue, et elle faillit lâcher prise, pour une fois désespérée.

Ce fut un antigène qui présida à notre rencontre, peu importe son nom, une de ces protéines qui trompe vos lymphocytes et les amène à confondre vos cellules avec celles de la tumeur, lorsqu'un virus se réveille quand vous ne vous y attendez pas, un étranger qui vous a fréquenté quand vous étiez enfant et se rappelle à vous, en dévastant ce qui vous reste d'autonomie. Dans le service des maladies du sang, après quelques jours de fièvre, elle entra subitement dans un coma léger, puis se paralysa progressivement, selon les lois d'une atteinte bilatérale et symétrique, ascendante et dangereuse puisqu'elle diffusait à sa musculature respiratoire. C'est une affaire classique qui se solde rapidement par un tuyau dans la trachée et une machine qui souffle dans les poumons, en attendant l'arrêt du processus, puis sa rétrocession, quand elle survient… quand vous disposez d'un traitement curatif. Nous n'en avions pas mais nous acceptâmes son transfert en réanimation car nos collègues hématologues pensaient que sa chimiothérapie agirait avec retard. Il fallait lui donner la chance d'attendre. Nous l'avons installée chambre 11, nous avons mis nos tuyaux en place et attendu.

Sœur Marie-Anne était une femme difficile, parce qu'elle nous gratifia de toutes les complications imaginables ; évidemment quelques infections surajoutées, qui nous firent jouer la valse des antibiotiques ; puis, comme nous avions décidé d'épurer son plasma des anticorps délétères qui bloquaient le fonctionnement de ses neurones périphériques, une phlébite profonde, un caillot flottant accroché sur le cathéter de sa veine fémorale. Je passe les détails, l'embolie pulmonaire, une thrombose récidivante, les hémorragies liées aux anticoagulants, une ombrelle posée dans sa veine cave pour empêcher la migration des caillots et surtout l'inefficacité des multiples traitements que nous appliquions pour tenter d'arrêter l'évolution de ses paralysies. Il fallut la trachéotomiser pour poursuivre sa ventilation artificielle. Elle sombra dans un coma profond et pendant trois semaines nous n'enregistrâmes plus que de faibles réactions, inadaptées, quelques mouvements anarchiques, des petites secousses à peine visibles.

Elle n'avait apparemment pas de famille et ne recevait que la visite de deux autres religieuses. La mère supérieure du monastère et une autre sœur un peu plus jeune. Les deux femmes apparaissaient tous les jours à quinze heures, se glissaient silencieusement dans la chambre, fermaient la porte et priaient à voix haute. Elles déposaient derrière le lit une image pieuse, souvent renouvelée, et enroulaient un chapelet de bois noir autour des doigts de la malade. En partant, systématiquement, elles mettaient en marche un petit magnétophone portable qui diffusait pendant près d'une heure et demie un mélange de chants religieux et de musiques de messe. Le requiem était leur préférée. *Confiteor et kyrie…*

Après quatre semaines de cette évolution, la situation changea un peu, mais ce n'était pas mieux. Sœur Marie-Anne pouvait respirer seule quelques heures, mais sans plus d'autonomie que dans un état apparemment végétatif. Paralysée des quatre membres, clignant des yeux sans raison, incapable de boire, de manger, de parler. Elle passait par des phases d'agitation puis d'inconscience qu'elle entrecoupait de quelques convulsions. C'était licite, nous vérifiâmes son état cérébral. Scanner, électroencéphalogramme, potentiels évoqués, enfin le lot habituel d'examens complémentaires qui apportèrent tous les mêmes désespérances. Le lymphome avait continué son évolution torpide et, sur les clichés, les radiologues étaient formels, les lésions cérébrales s'étaient encore étendues.

Alors j'ai failli tuer une première fois sœur Marie-Anne. Je n'en porte pas l'entière responsabilité. Nous étions tous d'accord, cela ne valait plus le coup d'attendre et d'espérer. Il fallait se résoudre à cesser les traitements actifs. Les deux religieuses nous approuvèrent. Elles étaient sa seule famille, c'était vrai, et « Dieu, c'était ainsi, voulait d'elle auprès de lui… Elle-même, c'était certain, n'aurait pas voulu de cette indignité… ». Enfin, les discours habituels. Cela semblait raisonnable. J'ai stoppé les machines. Plus d'épuration, plus de respirateur… Les jours qui suivirent furent désespérants, comme une agonie qui n'en finissait pas. Elle respirait seule sur un rythme anarchique, elle avait repris une diurèse à peu près efficace. Mais son cerveau, c'était fini, pas de réponses apparentes, des yeux vides, ouverts et sans réaction. Un nouveau scanner montra la dissémination terminale de ses lésions. Nous décidâmes d'un transfert en soins palliatifs. À cette époque pourtant pas si lointaine, aucun patient n'en sortait jamais. De tels services étaient rares. On y envoyait les patients pour mourir, en espérant pour eux que leur fin de vie y serait moins pénible. Pour que Marie-Anne y soit admise, pour que les choses soient nettes, il fallait que je certifie qu'elle y mourrait ; je décrivis dans ma lettre de transfert les résultats de l'imagerie, notre avis collectif et unanime, le pronostic certainement catastrophique, la certitude qu'il n'était pas justifié d'envisager la reprise de soins actifs si une quelconque complication survenait. Une directive claire… Marie-Anne quitta la réanimation et comme d'habitude, nos collègues ne jugèrent pas utile de nous tenir au courant de son évolution. Et nous étions tellement sûrs qu'elle allait mourir…

Deux ans plus tard, comme je sortais en voiture de l'hôpital, un soir pluvieux, je n'ai pas vu à temps deux piétons imprudents qui traversaient la route en courant. Je ne pus les éviter qu'en détournant mon véhicule sur le trottoir où je pus m'arrêter. Il m'avait semblé voir dans le rétroviseur un des piétons glisser et s'affaler derrière la voiture. Je me précipitai. L'homme que j'avais cru renverser était un prêtre. Il portait une croix d'argent sur le revers noir de son costume. Heureusement, il n'était pas blessé. L'autre piéton était une religieuse qui lui tenait la main, accroupie, penchée sur lui.

C'est Marie-Anne qui m'a reconnu. Elle me serra les deux mains avec un sourire confondant, elle s'excusa d'avoir traversé sous la pluie et, comme je bredouillais des excuses à mon tour et n'osais faire part de ma stupéfaction de la retrouver là, elle m'expliqua tranquillement que cette rencontre fortuite tombait très bien... Nous nous sommes abrités de la pluie tous les trois dans ma voiture. Elle se souvenait de presque tout, des machines, des paroles, des mains du personnel qui la lavait, des injections, des bruits et des lumières. Elle se souvenait de moi. C'était flou, disait-elle, mais elle n'avait pas oublié mon visage penché sur elle. Elle se souvenait aussi de la musique sacrée qu'on lui imposait tout le temps. « C'était insupportable, c'était trop triste », m'a-t-elle dit. Elle voulait venir me voir en consultation, pour faire le point. Elle se plaignait d'une lourdeur dans les jambes. Et c'étaient selon elle les seules séquelles de sa maladie. Nous prîmes rendez-vous pour le mardi suivant.

Elle était invulnérable. Elle marchait, elle sautillait à petits pas, elle cachait derrière son voile des cheveux blonds légers et, sous le plastron de son habit, sa cicatrice de trachéotomie. Elle avait la même peau douce et mate, le charme d'un regard pétillant et un sourire extraordinaire. Elle apporta son dossier médical, avec les radios, les imprimés et tous les courriers de liaison. Elle me tendit avec un sourire particulier, en premier, comme si c'était le fait d'un hasard, la lettre de sortie de réanimation, celle que j'avais signée, si explicite. Elle avait souligné d'un trait rouge la dernière phrase, celle qui la condamnait avec tant de prétention. Elle m'a dit, comme si elle voulait s'excuser : « Vous savez, docteur, pour cette lettre, je ne vous en veux pas. Vous ne pouviez pas savoir ; moi j'étais tellement sûre de guérir. Dieu s'est bien trompé, alors vous, vous pensez ! »

C'était certainement un péché d'orgueil, mais je ne l'ai pas relevé. Je n'y connais rien, certains péchés doivent être nécessaires pour survivre.

L'impression de jambes lourdes dont elle se plaignait ne devait être que la séquelle normale de la présence de l'ombrelle en métal que nous avions mise dans sa veine cave pour empêcher ses phlébites de disséminer. De simples bas de contention devaient suffire. Son état respiratoire semblait parfait, son cœur calme et régulier, sa force musculaire normale et ses facultés étaient intactes. Il n'y avait plus que des images cicatricielles sur le scanner cérébral que bien sûr, ses médecins avaient fait contrôler. Que des petites images sans importance ; tout le reste avait disparu. Cela peut arriver au cours des lymphomes, c'est rarissime mais c'est connu. Il n'y a pas de miracle, la preuve.

Je l'ai suivie encore trois ans, surtout pour le plaisir de nos rencontres, pour l'écouter et la revoir. Au bout d'un an, je ne l'examinais plus, ce n'était pas la peine. Tout en elle était guéri. Je libérais une heure de consultation pour parler avec elle, de la vie, de ses hasards, de la puissance de l'esprit et de l'amour, surtout de l'amour, même si le mot n'avait probablement pas la même signification pour chacun de nous deux. Et à la fin de nos conversations, avant de partir, elle penchait un peu la tête et fermait à demi les yeux quelques secondes, sans rien dire. Et je la contemplais, sans rien faire.

À la première de nos rencontres, quand elle était dans le coma, comme pour la martyriser, nous l'avions attachée, nue entre des draps blancs et légers, sous un arceau de fer pour éviter toute compression. Nous avions enlevé son alliance, la médaille qui pendait à son cou. C'était trop dangereux pour elle et sa sécurité. Ses doigts pouvaient gonfler, les câbles du moniteur de surveillance auraient pu s'enrouler autour de la médaille et elle aurait pu parasiter la sonde du pacemaker que nous avions mis en place. Sœur Marie-Anne était restée comme ça pendant quatre semaines, nue et vulnérable. Son corps était à nous et son âme à Dieu, comme disaient les moniales qui lui rendaient visite. Nous pouvions regarder sa peau, rechercher des marbrures, compter les temps de sa circulation, détendre ses muscles et entretenir ses articulations, être prêts à masser son cœur si par malheur il s'arrêtait. Nous avons contemplé son corps fragile, si léger qu'une seule infirmière pouvait la retourner d'une main pour enduire son dos et ses fesses de savon ou de crème. Et il fallait aussi en recouvrir ses mains, ses pieds, ses paumes et ses plantes.

Lors de nos retrouvailles, deux ans plus tard, quand elle est venue à ma consultation, je lui ai demandé de se déshabiller. Je pensais que ses jambes lourdes n'étaient qu'une séquelle mineure du filtre que nous avions laissé dans sa veine cave. Je voulais voir aussi ses cicatrices, les stigmates, les balafres que nous avions laissés. C'est en partie pour cela que je revois les patients quelques mois après leur sortie. On ne passe pas en réanimation sans qu'il y ait besoin d'introduire en vous quelques tuyaux. Les collègues qui prennent en charge nos malades ne savent pas bien où nous les avons mis ou ne connaissent pas les ennuis qu'ils peuvent causer. Sœur Marie-Anne portait toujours sa médaille ronde autour du cou. Elle avait une cicatrice de trachéotomie parfaite, mais quand elle s'est mise debout devant moi en cachant ses seins derrière ses bras repliés, j'ai tout de suite vu que sa jambe gauche était un peu plus grosse, un peu moins mate et quand je l'ai touchée, un peu plus froide.

« Vous sentez quelque chose dans cette jambe-là ? Un battement parfois, comme une pulsation ?

– Parfois, oui, c'est cela, une pulsation, quand je reste trop longtemps accroupie ou assise. »

Elle s'est allongée sur le lit d'examen et j'ai posé les doigts en haut de sa cuisse, là où je savais que j'allais sentir le battement régulier de son pouls et le frisson du flux sanguin, là dans le repli crural où passaient son artère et sa veine. Il y restait la petite cicatrice du cathéter que nous y avions placé pour épurer son sang. Et je savais déjà, selon toute probabilité, qu'en déposant mon stéthoscope à cet endroit, j'allais entendre le souffle un peu voilé mais synchrone de son cœur, qui prouvait l'existence d'une communication anormale entre les deux vaisseaux. Une complication rare et classique, le développement d'un trajet aberrant et direct, un court-circuit entre l'artère et la veine, certainement parce que celui qui avait posé le cathéter les avait perforés sans s'en rendre compte. Avec l'échographe que je suis allé chercher, c'était flagrant, le flux qui confirmait la fistule s'inscrivait d'une couleur différente, montrait le débit pulsatile du sang de l'artère qui contaminait la veine, et le bruit du Doppler était caractéristique. Je le lui ai tout de suite annoncé.

« Ma sœur, vous avez une fistule, une communication anormale entre l'artère et la veine fémorales. C'est à cause du cathéter que nous avons placé à cet endroit. C'est pour ça que votre jambe est lourde, un peu plus grosse, un peu plus froide. »

Comme si elle n'était pas surprise, elle m'a dit à voix basse :

« Il faut faire quelque chose ? Cela s'opère ? C'est supportable, vous savez. Je ne sens presque rien.

– C'est vrai que le débit n'est pas très important, mais progressivement il risque d'augmenter et votre cœur peut en souffrir. Il faudrait la fermer, cette communication.

– Vous allez me faire opérer ? »

Je lui ai expliqué que nous allions tenter de faire autrement, qu'il faudrait qu'elle vienne me voir toutes les semaines, pendant un ou deux mois, peut-être plus longtemps, et que chaque fois, je fermerai la fistule en l'écrasant au bon endroit, juste dans le creux de son aine, pour interrompre le flux anormal, et que souvent, cela marchait, qu'à un moment, dirigé de nouveau vers l'aval à plus faible résistance, le sang ne remonterait plus vers la veine adjacente, et que l'orifice se fermerait, peut-être.

« Vous voulez que je fasse un dessin pour mieux vous expliquer ? C'est un peu compliqué, non ?

– Oh ! Non ! Pas de dessin. J'ai compris. Je vais revenir vous voir, alors ? » Et elle m'a regardé en souriant, comme si c'était une perspective qui l'enchantait.

Nous avons repris rendez-vous pour la semaine suivante. Je voulais m'assurer aussi qu'elle n'avait pas gardé de son passage en réanimation des séquelles plus profondes, neuropsychiques ou musculaires. Elle me semblait si sereine, détachée, presque indifférente.

Le stress posttraumatique, j'en ai déjà parlé, est une situation très fréquente, pour les patients, pour leurs familles et pour ceux qui les soignent. C'est devenu un syndrome depuis que les psychiatres militaires ont examiné les soldats survivants des guerres modernes : Vietnam, Irak, Afghanistan, etc. Et en pratique civile, les mêmes symptômes et les mêmes conséquences ont été retrouvés chez ceux qui ont survécu aux attentats terroristes. Souvenez-vous de Marc. L'agression psychique est identique en réanimation et la liste des conséquences, impressionnante : cauchemars récurrents, troubles du sommeil, perceptions erronées, manœuvres d'évitement et de fuite, incapacité de concentration et souvent angoisse et dépression. Lorsque les patients ont l'air trop détachés, trop sereins, lorsqu'ils écartent de toute discussion les souvenirs de leur séjour, il faut se méfier. Nous avons des critères assez fiables pour retenir le diagnostic. Une suite de questions qui permettent de confirmer la réalité du syndrome et ses conséquences. Quand Marie-Anne est revenue à la consultation, j'avais préparé mon questionnaire et je cherchais des réponses caractéristiques.

Alors j'ai commencé.

« Vous voulez bien répondre à mes questions ? Je voudrais savoir si vous avez gardé d'autres séquelles.

– Vous croyez ? Je n'ai pas l'impression.

– Répondez-moi simplement. Vous pouvez me donner plus d'explications à chacune de vos réponses. Vous êtes perturbée par des souvenirs de votre séjour en réanimation ? Des souvenirs, des images ?

– Je vous l'ai déjà raconté. Quelques souvenirs douloureux, c'est vrai, quand on aspirait dans ma trachée et puis les prises de sang.

– Bien sûr. Pas d'images ? Des sons, des bruits ?

– Mais je vous l'ai déjà dit, les chants religieux, le requiem. Je ne peux plus l'entendre, le kyrie, le confiteor, tout cela.

– Et cela ne vous gêne pas, à la messe ?

– J'essaie de ne pas écouter », m'a-t-elle dit en rougissant.

J'ai fait semblant de ne pas me rendre compte de sa gêne et j'ai continué.

« Et la nuit, vous dormez bien ?

– Je dors bien, oui, mais je fais souvent le même rêve.

– Désagréable ?

– Cela dépend.

– Mais c'est le même rêve. Il est agréable ou déplaisant ?

– Cela dépend de la fin. Vous voulez que je vous raconte ? Cela commence toujours de la même façon, au bord d'un pré, sur un chemin caillouteux. Il y a un cheval blanc attaché à un piquet, enfin… parfois c'est un cheval noir. Je crois que cela vient des années que j'ai passées dans un monastère de Vendée, quand j'étais plus jeune. On nous apprenait une histoire, celle du cheval Mallet, vous connaissez ? »

Je ne connaissais rien de cette histoire et je ne voyais vraiment pas le rapport avec son hospitalisation, la réanimation, le lymphome et le reste, un cheval blanc… la couleur blanche peut-être…

« C'est la couleur blanche qui vous perturbe ?

– Oh ! Non, pas du tout. Vous ne connaissez pas l'histoire ? Enfin, c'est plutôt une légende. Celle d'un étalon magnifique, entièrement blanc ou entièrement noir, que vous rencontrez sur votre chemin, au début de la nuit. C'est une tentation pour le voyageur. Vous rêvez de le monter, vous hésitez, vous ne savez pas. Vous êtes à pied, et lui, il pourrait vous emmener plus loin, plus vite. Mais si vous l'enfourchez, il s'emballe, il vous conduit à une allure folle, à travers les prairies, les montagnes, en sautant par-dessus les rivières et les haies. Et bien sûr vous avez peur, vous tirez sur les rênes pour le ralentir, vous espérez qu'il va se mettre au pas, mais c'est lui qui décide, rien ni personne ne peut l'arrêter, surtout pas vous. J'en rêve presque chaque nuit.

– Et comment cela finit ? Vous m'avez dit que cela dépend de la fin.

– À la fin de la nuit, après toutes ces cavalcades, le cheval Mallet vous jette à bas, vous piétine et vous tue, et on retrouve votre cadavre sur la terre, près d'un ruisseau, portant toutes les traces des blessures qu'il vous a infligées. Et au matin, le cheval disparaît. Dans mon rêve, à ce moment-là, il n'est plus blanc, il est devenu entièrement noir et brillant. Et parfois son dos s'allonge et devient sinueux, on dirait un serpent.

– Donc cela finit toujours mal ? C'est toujours un cauchemar ?

– Non, je vous l'ai dit. Parfois cela finit bien. Il y a un moyen de se protéger. Il faut payer la rançon du voyage, jeter devant le cheval six pièces de monnaie marquées d'une croix, enfin, c'est ce que disent les Vendéens. Et il disparaît. Mais si vous l'avez enfourché, vous n'avez qu'une solution pour que le cheval ne vous tue pas, il faut lui montrer quelque chose qui vous protège.

– Par exemple ?

– Par exemple, cette médaille. La médaille de saint Benoît. »

Et elle a pris dans sa main la grosse médaille ronde qui pendait à son cou et elle me l'a montrée.

« Vous voyez ce qui est gravé dessus ? »

Je ne voyais pas bien, je me suis approché et là, oui, gravée en croix et en cercle à la périphérie de la médaille, une suite d'initiales incompréhensibles. J'ai lu à voix haute.

« NDSML ?

– C'est du latin. *Non draco sit mihi lux*. Le dragon ne doit pas être ma lumière.

– Le dragon ? Le cheval ? Le serpent ?

– Si vous voulez, docteur. Il y a aussi SMQLIVB, vous voyez, dans le cercle noir ? *Sunt mala quae libas, ipse venena bibas*. Tu n'offres que du mal, bois tes poisons toi-même.

– C'est cela qui vous protège ? Dans votre rêve, vous brandissez la médaille de saint Benoît ?

– Non, je sais qu'elle me protège mais je ne m'en sers pas. Je la cache. C'est mon cauchemar, je ne paie pas la rançon, je ne montre pas ma médaille. Je ne m'en sers pas, je saute sur le cheval Mallet qui m'emporte à travers les forêts et les prairies. Le cheval galope et sur son dos, je m'accroche à sa crinière toute la nuit. Et mon rêve s'arrête là, au petit matin, quand il me jette à bas, se penche vers moi et m'abandonne parce qu'il me croit morte. Mon rêve s'arrête quand il disparaît, quand il est devenu noir et qu'on le distingue à peine, traversant les pans de brume qui se déchirent au bord de la rivière. »

Je rapporte cette conversation presque mot à mot, sans rien omettre. Je m'en souviens très bien. C'était tellement difficile à dire pour elle et dur à supporter pour moi. Je pensais qu'elle avait choisi de ne pas me reprocher le pronostic que j'avais porté mais son rêve parlait pour elle. Ou bien c'était autre chose, de plus profond, plus refoulé. Je ne suis pas psychanalyste. Quant à saint Benoît, il m'aurait fallu plus de culture religieuse. Je ne voyais pas pourquoi sa médaille pouvait protéger des emportements d'un cheval noir, une parabole certainement. De son vivant, Benoît avait quitté Rome pour en fuir les risques et les vices. Et après, pour le tenter, on envoyait des femmes nues danser devant son premier monastère. Peut-être est-ce pour cela qu'il voulut créer un ordre nouveau, imposer des règles strictes et s'installer à Cassino, sur une montagne où personne ne pourrait le provoquer ? Encore un orgueil démesuré, se croire plus près de Dieu, plus loin des hommes. Benoît ne pouvait pas le savoir, mais quelques siècles plus tard, en 1944, la destruction de son abbaye trop bien placée, bloquant la route de Rome, entraînerait la mort de dizaines de milliers de soldats. Beaucoup d'hommes donneraient leur vie pour conquérir le monument d'un Dieu auquel ils ne croyaient pas.

Nous en avons parlé avec Marie-Anne, je voulais lui faire remarquer toute la futilité des évitements, l'impossibilité des prévisions et la valeur des incertitudes qui nous permettent d'accepter la vie. La mort est dans toute création. Saint Benoît n'y pouvait rien. Le monastère de Cassino n'y échappait pas, placé comme il l'était, entouré de collines abruptes, surplombant les cours du Liri, du Rapido, une bâtisse gigantesque, effrayante, des murs hauts de quatre étages et un clocher dépassant à peine. Elle connaissait l'histoire ; il n'y avait que des livres très précieux dans la bibliothèque du monastère de saint Benoît et pourtant, pour les préserver, on avait d'abord donné l'assaut par voie de terre plutôt que de tout détruire par un bombardement. Cela prouvait pour elle que la conservation des paroles de Dieu pouvait valoir plus que des vies. Cent mille morts pour le verbe de Dieu ! C'était une justification inacceptable.

Marie-Anne m'a dit qu'Ahmed, le vieux jardinier algérien que le couvent de Tourcoing employait depuis deux ans, lui avait tout appris de Cassino, qu'il y avait été soldat, qu'il avait marché dans les ruines de l'abbaye. Les régiments du corps expéditionnaire français, les tirailleurs et les goumiers y avaient été décimés : quatre-vingts pour cent de musulmans, vingt pour cent d'Européens, tous venant du Maghreb. Ils avaient l'habitude des djebels, des ravines, des oueds qui permettent d'avancer à couvert. En plein mois de janvier, les jeeps américaines s'embourbaient dans les chemins noyés d'eau. Il n'y avait que les mulets des goumiers qui pouvaient se hisser sur les pentes, chargés des armes et des vivres. On les envoya tous à l'assaut du Belvédère, au-dessus de Cassino, les ânes, les hommes, les Français, les

Arabes, les Berbères, les musulmans et les chrétiens, tous. Soixante pour cent de pertes et deux bataillons anéantis. Ils se foutaient bien de saint Benoît, certainement. Et quatre mois plus tard, les régiments reconstitués, ils ont recommencé pour conquérir une à une les casemates allemandes. Une dénivellation de cinq cents mètres, aiguë, un surplomb menaçant et rien pour s'abriter. Le monastère de saint Benoît n'était plus qu'une ruine hideuse. Ahmed lui avait raconté ; il avait gravi les pentes du Belvédère. Et plus tard, il avait défilé en vainqueur dans les rues de Florence, sur la grande place de Sienne et à Rome avec les survivants. Comme beaucoup d'autres, la France l'avait récompensé avec la croix de guerre et la médaille militaire.

Nous avons longuement discuté de tout cela avec Marie-Anne… De la valeur des paroles divines, de la futilité des croyances et de tous ces considérables gâchis. Est-ce que les médailles militaires apportaient la même protection que celle de saint Benoît ? Marie-Anne a rougi et ne m'a pas répondu. Ahmed le jardinier lui avait raconté aussi qu'il était revenu au mont Cassin en 1964 avec sa femme et ses aînés. Vingt ans plus tard, il y avait encore les traces des éclats d'obus sur les murs. La plupart des villages n'avaient pas été repeuplés. D'après lui, rien n'avait changé ; il avait même retrouvé les ruines de San Elia et le lieu de rassemblement des compagnies. Il ne restait que des pans de murs dévastés, des maisons ouvertes comme des boîtes de conserve, des herbes folles recouvrant les entrées. On pouvait encore imaginer les bruits, les explosions, les cris des blessés et les moteurs des camions GMC qui emportaient les vivants et les morts, mélangés. Au cimetière de Venacio, il y avait des milliers de tombes alignées, croissants musulmans et croix catholiques. Et à l'entrée du cimetière, Ahmed avait croisé un Allemand, sorti d'une Mercedes blanche, appuyé sur une béquille, amputé d'une jambe. Un autre revenant. Face à face, l'ancien soldat d'élite de Kesselring et l'ancien tirailleur de Juin. Ils se sont salués, de loin. Ils n'avaient certainement rien à se dire. Peut-être était-ce une émotion trop grande ? Se retrouver vingt ans après, au milieu des tombes à perte de vue, deux survivants de la boucherie qu'avait été cette bataille. Cent mille morts en quatre mois. Pour un monastère trop bien placé sur la route de Rome.

Marie-Anne m'a dit que tous les vendredis, Ahmed le jardinier se rend au cimetière de La Madeleine, près de Lille. Il y a un carré musulman, des tombes blanches à croissants et tout à côté un espace vide aménagé. C'est de la terre rapportée d'Algérie. Les familles y font disperser les cendres des anciens soldats des campagnes d'Italie et de France, et celles de tous ceux qui ont voulu qu'après leur mort, on mêle leurs restes à la terre du pays qu'ils ont quitté. C'est une terre rouge. Ahmed entretient aussi ce jardin-là.

Un jour de janvier, Marie-Anne est venue m'annoncer qu'elle partait dans le Sud. On fermait le couvent de Tourcoing. Sa fistule était guérie et je n'avais pas de raison de m'opposer à son départ. Elle voulait disposer d'un courrier récapitulatif pour les médecins qu'elle pourrait devoir consulter. Elle m'a dit en riant que pour ce courrier-là je ne pourrais pas me tromper. Elle m'a dit qu'elle m'écrirait. Elle a penché la tête encore une fois. Elle s'est approchée, m'a caressé la joue du dos de sa main droite et elle a disparu dans le couloir, du même pas menu, dans un courant d'air léger, en portant son dossier gris et toutes ses feuilles blanches.

Je garde toutes les lettres qu'elle m'envoie. Je les relis parfois quand j'ai des doutes. Je sais qu'elle vit toujours, dans le sud de la France, à l'ouest du mont Ventoux, dans les Causses ou le Larzac, quelque part par là, c'est une région que je ne connais pas. Elle vit dans une nouvelle abbaye. Elle m'a écrit qu'elles ont emmené le jardinier Ahmed pour qu'il s'occupe des fleurs, du potager et du cimetière.

Évidemment, je me suis souvenu de Mohamed et de ses malheurs si particuliers. Est-ce que c'était le même homme qui aurait simplement modifié son prénom ? J'ai vérifié. Ce n'était pas une coïncidence. Marie-Anne avait croisé Mohamed une fois au moins dans la salle d'attente de ma consultation. J'avais parfois du retard. Ils auraient eu le temps de faire connaissance. Est-ce qu'ils avaient parlé tous les deux de la main de Dieu qui, paraît-il, dirige les nôtres ? Ou bien de saint Benoît et de son orgueil ?

Elle m'écrit qu'elle porte toujours sa médaille autour du cou. Sa jambe va bien. Elle prie chaque jour… Pour elle ? Pour moi ? Je ne sais pas.

Je pense souvent à elle quand il m'arrive de porter un pronostic définitif, d'interrompre des traitements de réanimation et de laisser mourir. J'arrête mes machines, j'enlève les tuyaux, j'administre des sédatifs. Est-ce que je me trompe encore ? Est-ce la volonté d'un dieu qui s'exprime ? Est-ce qu'il existe quelque part dans ce corps qui va mourir encore une chance, une possibilité de vie identique à celle qui protégeait Marie-Anne ? Je cherche les médailles. Comme il n'en existe aucun signe, aucune preuve, je vais jusqu'au bout et j'arrête tout. Vous voyez, finalement, je bois mes poisons moi-même…

Deux fois deux

La mort est dans nos gènes. Pas l'immortalité. Certains anticipent un monde où la suppression de toute possibilité de mutation donnera la clé de l'éternité. Il faudra ne laisser agir que les forces physiques fondamentales des séquences génétiques pour leurs arrangements indispensables et empêcher ainsi la survenue de toute anomalie. Éliminer toutes les interférences et les régulations inutiles de l'ADN. Ne laisser subsister que l'invariant puisque la variabilité est la condition de notre mort. L'obtention d'une amortalité sans affect en remplacement d'une vie dans la douleur. Le prix à payer serait lourd. La réduction de nos gènes à leurs séquences fondamentales interdirait toute évolution naturelle et à terme, en paradoxe ultime, l'immortalité éteindrait l'espèce humaine. Notre espèce disparaîtrait en quelques décennies, remplacée par des êtres clonés, mis à l'abri de toute souffrance et de toute quête, indemnes de toute maladie, immunisés. Il faudrait réduire aussi le capital génétique de tous les êtres vivants : animaux, arbres, plantes, bactéries, virus. Si seuls les humains venaient à s'enfermer dans des arrangements élémentaires, ils seraient seuls à ne plus évoluer. Et même clonés dans une nouvelle espèce indifférente, ils ne survivraient pas, figés dans une totale immobilité. C'est une hypothèse erronée. Notre ADN n'est pas fait pour être isolé, tapi dans nos noyaux, à l'abri de toute interférence. Il comporte beaucoup de séquences que nous croyons inutiles parce que nous ne les comprenons pas. Il est ouvert à l'effet de médiateurs qui traversent nos membranes cellulaires et qui transfèrent dans notre mémoire génétique les influences, les hasards des rencontres, les différences et le résultat des séparations. L'inné et l'acquis sont entremêlés, dépendants l'un de l'autre. Notre réplication, l'expression de nos gènes, leur régulation, tout est modifié par nos acquis, sous l'influence d'événements passés que nous n'avons pas vécus personnellement. La preuve est apportée par l'épigénétique. La preuve par les destins de ces enfants…

Au XIVe siècle, la peste dévasta l'Europe entière. On évalue à plusieurs dizaines de millions le nombre de cas et à plus de cinquante pour cent la mortalité moyenne due à la maladie. Une saignée. La moitié de la population du continent disparut. Des villes entières furent rayées de la carte, l'économie s'arrêta de fonctionner, les humains se retranchèrent derrière des fortifications inutiles et se firent la guerre pour se protéger en ajoutant aux malheurs de tous. Comme certains survivaient sans dommages, on chercha des responsables, ceux qui ne vivaient pas comme tout le monde, ceux qui n'avaient pas les mêmes croyances, la même couleur de peau, les mêmes origines. Des complots, des volontés divines, des punitions.

Pourquoi la contagion épargnait-elle certains villages ? Pourquoi la maladie pouvait-elle emporter les uns en quelques jours d'insuffisance respiratoire et pourquoi d'autres pouvaient survivre en développant des bubons ganglionnaires d'où s'écoulaient des miasmes ? Pourquoi ces différences ?

Nous pensons aujourd'hui que ceux qui survécurent avaient acquis, par hasard ou mutation, la capacité d'enfermer la bactérie responsable au sein d'un caillot et d'empêcher ainsi sa dissémination. L'érection d'une citadelle dénuée de toute porte de sortie pour permettre aux cellules immunitaires de détruire les germes mortels. La formation du caillot, d'une coque autour du foyer bactérien empêchait les métastases infectieuses. De leur côté, en représailles et au fur et à mesure de leurs multiplications, les bactéries avaient appris à fabriquer une protéine capable de dissoudre le caillot formé par l'hôte et d'y percer une brèche. La guérison était possible lorsque la capacité d'enfermement était plus puissante que celle de la bactérie à détruire la cage où elle était emmurée. Les trompettes divines pouvaient retentir, les murs des fortifications pouvaient s'effondrer en quelques heures, mais une fois sur deux ce n'était pas comme à Jéricho et ils tenaient bon, tout dépendait finalement de la puissance relative des deux protagonistes. Nous sommes les lointains enfants de ceux qui disposèrent de ces capacités de protection, ceux qui survécurent à la peste. Nous sommes les enfants de ces enfants survivants. Ceux aussi du choléra, de la tuberculose ou de la lèpre, ceux qui nous ont transmis des propriétés nouvelles acquises au cours des siècles, au cours des batailles pour la vie, lorsqu'ils y avaient fait leur apprentissage. Et pourtant, cette sélection naturelle n'a pas effacé tous les risques, il existe encore des inégalités mystérieuses, des injustices inacceptables.

À la fin du XIXe siècle, la diphtérie était en France la première cause de mortalité chez les moins de quinze ans. Le bacille provoque en quelques jours une angine qui évolue très rapidement dans l'arrière-gorge et la trachée en y déposant des membranes obstructives. L'asphyxie est brutale et mortelle. Le croup tuait ainsi des milliers d'enfants. Le plus souvent, même si les médecins savaient presque tous faire une trachéotomie pour libérer les voies aériennes, ils arrivaient trop tard, au stade où la détresse respiratoire était trop avancée. En 1884, les comptes avaient été faits précisément : dans la région de Lille, plus de 3 000 enfants et adolescents avaient contracté la diphtérie et près d'un sur deux en était mort. L'épidémie était hors de tout contrôle. La municipalité était dépassée, elle fit appel à Louis Pasteur pour tenter de l'enrayer. C'était à Lille qu'il avait commencé ses recherches sur la fermentation et avait présidé comme doyen aux destinées de la toute nouvelle faculté des sciences. Mais en 1884, Pasteur s'était installé à Paris et se contenta de conseiller la création d'un nouveau laboratoire de recherche. C'est son élève Émile Roux qui en fut l'animateur. Quelques années plus tard, un autre de ses élèves, Albert Calmette, devint le premier directeur de l'institut qui fut construit sur un des grands boulevards de la ville.

La diphtérie tuait toujours et les progrès étaient très lents. On découvrit que le bacille fabriquait une toxine. On découvrit que les patients qui avaient surmonté la maladie avaient fabriqué des anticorps contre la toxine. On sensibilisa des chevaux pour obtenir en grande quantité le même sérum antitoxique. Administrée très précocement, la sérothérapie prévenait les complications. La mortalité par la maladie chuta très significativement mais il fallut attendre 1923 pour que le premier vaccin efficace soit mis au point. Ce sont des noms qu'il faut retenir : Roux et Yersin pour la toxine, Behring pour le sérum, Ramon pour le vaccin. Pour tous ces enfants qui ne sont pas morts, nous avons une dette à honorer.

Hélas, les autorités sanitaires ne rendirent la vaccination de masse véritablement obligatoire qu'en 1966, et pendant près d'un siècle, la diphtérie continua de tuer. Dans les années 1970, dans l'arrondissement de Lille, la diphtérie existait encore. En moins de dix ans, quatre-vingt-huit enfants avaient contracté la maladie et comme un siècle auparavant, un sur deux y avait perdu la vie. Certains mouraient du croup, mais d'autres qui ne s'étaient pas asphyxiés développaient en quelques jours une atteinte plus profonde, une myocardite qui détruisait leur cœur, en un seul coup pour une mort instantanée ou en quelques jours d'un œdème pulmonaire irréversible. La toxine avait choisi pour ceux-là une cible différente, ou bien leurs gènes avaient perverti leurs défenses en envoyant des leucocytes là où il ne fallait pas. L'infiltration des cellules inflammatoires était toujours visible à l'autopsie sous l'objectif du microscope. On n'en savait pas plus, on parlait de susceptibilité particulière.

L'électrocardiogramme est comme un alphabet qui commencerait à la lettre P. Ce sont des ondes électriques qui aujourd'hui sont facilement enregistrées en continu sur nos moniteurs de surveillance. C'est le courant qui passe du haut en bas du cœur, considérablement amplifié et filtré de ses interférences. On les voit bien sur le papier quadrillé. Au-dessus de la ligne horizontale, les ondes positives ; au-dessous, les ondes négatives. Chaque battement cardiaque conduit à la succession de dessins caractéristiques, et la superposition droite et gauche des deux parties du cœur fusionne ces courants en une seule figure. Une petite colline régulière pour l'onde des deux oreillettes qui se contractent les premières, un pic brutal, triphasique et étroit pour le courant des deux ventricules qui se vident quelques millisecondes plus tard. P pour la colline, QRS pour le pic. Enfin l'onde T qui remet les courant à zéro. L'onde R est la plus facile à voir car elle jaillit brutalement comme une aiguille dressée vers le ciel. Et entre les deux, entre P et R, un espace plat qui délimite sur le papier le temps qu'a mis le courant à passer de l'oreillette au ventricule. Douze millisecondes en moyenne, facilement mesurables puisque l'enregistreur dévide son papier à vitesse stable… vingt-cinq millimètres par seconde et chaque case du quadrillage vaut ainsi quatre millisecondes. Du temps, donc la preuve de la vie.

C'était ce temps que mesurait attentivement, avec une règle graduée, le chef de clinique que j'assistais dans le service de pédiatrie où je suivais mon premier stage. C'était en 1968, et l'enfant dont nous enregistrions l'électrocardiogramme s'appelait Louis. Il avait douze ans. Il était grand pour son âge, des épaules étroites, avec ces marques de féminité qui caractérisent les garçons encore impubères, la peau douce et lumineuse, la voix haut perchée, les attaches fines et élastiques.

Nous l'avions rassuré ; il n'avait plus peur. Ce n'était pas douloureux. J'avais fixé les électrodes sur ses poignets, ses chevilles et sa poitrine. Il était calme. Ses parents attendaient dans le couloir. Leur médecin traitant les avait envoyés en urgence à l'hôpital quand il avait vu des fausses membranes se développer dans la gorge de Louis alors que tout semblait avoir commencé par une angine banale. Et ce n'était pas le cas. Louis ne ressentait rien de grave, à peine une petite gêne à la déglutition, un peu de fièvre et de fatigue, mais il avait la diphtérie.

Le chef de clinique a fait défiler plusieurs feuilles du tracé électrique et mesuré quatre fois l'espace PR, le petit bout de ligne isoélectrique dénuée de toute onde. Il écrivit quatre fois dans la marge du tracé le chiffre 20. C'était bien visible même sans prendre la règle. L'onde P était normale, mais le pic de l'onde R semblait se faire attendre, se faire prier, comme si quelque chose ralentissait le passage du courant. Une infiltration anormale ? Le chef de clinique a secoué la tête, emporté l'enregistrement sur papier et nous sommes allés voir le patron, celui qui avait l'expérience, qui était bien le seul à avoir déjà vu des diphtéries et leurs épidémies.

Une demi-heure plus tard, il a reçu les parents dans son bureau et il m'a dit de rester là, « pour mon apprentissage », même si je n'avais pas envie d'entendre ce qu'il allait leur annoncer. Il l'a fait brutalement : « C'est la diphtérie… Son cœur est atteint… C'est une myocardite… Il va mourir dans les deux jours qui viennent… On ne peut rien faire… Je suis désolé. » Je trouvais qu'il aurait pu leur en dire plus. J'avais interrogé les parents à leur arrivée. Louis n'était pas vacciné. Ses parents s'y étaient opposés. Ils avaient toujours refusé la vaccination pour eux-mêmes. Et pour leurs enfants c'était pareil, ils étaient contre. Ils avaient peur des réactions adverses, on leur avait affirmé que la polio, le tétanos, la diphtérie, cela n'existait plus. Le patron n'a pas voulu aggraver le sentiment de culpabilité qu'ils allaient ressentir. Cela suffisait.

On a essayé bien sûr ; les antibiotiques, la sérothérapie, la cortisone. On a appelé les cardiologues pour insérer un pacemaker, une sonde placée dans son cœur, une pile qui suppléerait au ralentissement de son rythme. Mais c'était inutile. Deux jours plus tard, c'était un dimanche d'été, exactement comme prévu, Louis est mort d'un œdème pulmonaire hémorragique. Son cœur ne battait plus qu'avec une faiblesse irrémédiable.

Le lendemain matin, je consultais des dossiers dans la salle de soins des infirmières. On a frappé à la porte vitrée. J'ai cru avoir une hallucination. J'ai vu Louis, triste, pâle et anxieux, entrer dans la pièce, accompagné de sa mère. C'était comme si tout ce qui était survenu la veille n'avait pas existé. La mort hémorragique, l'échec, les responsabilités, les insuffisances de nos traitements. Mais je me trompais. Je ne rêvais pas. C'était seulement son frère jumeau, son double parfait : même taille, même voix, même regard, mêmes articulations fines, même grain de beauté symétrique sur la joue. Il avait aussi contracté la diphtérie. Il avait aussi une angine à fausses membranes et de la fièvre. Et rien de plus. Son électrocardiogramme était parfaitement normal. Il ne fit aucune complication et il guérit en quelques jours.

Même ADN, mêmes séquences de gènes aux arrangements identiques, même sang, même peau, même maladie, même agression par la même bactérie. L'un meurt et l'autre pas. La bactérie avait-elle perdu de sa virulence en passant de l'un à l'autre ? C'était peu probable car ils avaient été infectés par la même voie, l'ingestion de chocolat contaminé. Il n'y avait pas d'explication évidente. Aucune particule élémentaire n'aurait pu expliquer cette différence, la survenue d'une myocardite mortelle pour l'un, la tolérance parfaite de l'infection pour l'autre. L'un meurt et l'autre pas. Était-ce une détermination obscure ? Ou bien un démiurge cruel avait-il permis la guérison de l'un pour que sa présence avive chez les parents le remords de leur négligence et en interdise l'oubli ? La duplication parfaite des deux frères les unissait toujours et transformait le survivant en porteur d'une accusation définitive. Ou bien y avait-il un enfant préféré auquel les parents auraient inconsciemment transmis une qualité supplémentaire ? C'était inconcevable. Il fallait bien se rendre à la seule hypothèse du hasard.

Douze ans plus tard, et c'était un autre dimanche d'été, je pensais à la mort de Louis en regardant défiler les ondes cardiaques d'un autre enfant de quatorze ans. Son tracé se déroulait sur le moniteur avec une extraordinaire régularité, comme si tout était normal. Aucune distorsion des espaces, aucun décalage. La tension artérielle était un peu basse, la respiration un peu rapide. Il était agité mais bien conscient. Cela ne ressemblait pas à la maladie mortelle dont il présentait pourtant sur la peau tous les stigmates. Un *purpura fulminans* qu'il avait toutes les chances d'avoir contracté comme son frère jumeau.

C'est à peu de chose près la même maladie que celle qu'avait présentée Estelle. Une explosion de réactions inflammatoires, un état de choc inguérissable, une activation incontrôlée de la coagulation du sang qui obstrue les vaisseaux et noircit la peau. Pour Estelle, un *Haemophilus*, et pour ces deux garçons, une autre bactérie, un pneumocoque ; comme son nom l'indique, un germe entouré d'une capsule. À l'examen du microscope, il se présente toujours en deux exemplaires serrés l'un contre l'autre ; toujours deux par deux, même forme arrondie, même coloration, même paroi épaisse, même ADN. Et là encore, c'étaient des frères jumeaux qui avaient contracté la même infection. C'était certain, puisqu'ils avaient le même facteur de risque. Ils partageaient les conséquences du traitement de la maladie génétique dont ils portaient le fardeau héréditaire transmis par leur père. Une anémie, la sphérocytose de Minkowski-Chauffard…

Il y avait une différence entre leur histoire et celle de Louis et de son frère. Elle tenait au délai. La diphtérie avait touché les deux enfants simultanément. Là, il y avait un long répit. Le premier jumeau était mort de l'infection, quinze mois auparavant, dans le service. Fatigué le matin, fébrile à midi, décédé la nuit suivante, avec des ecchymoses hémorragiques diffuses, un purpura généralisé qui atteignait même ses yeux d'où coulaient des larmes de sang, l'occlusion complète des vaisseaux de ses quatre membres et un collapsus irrémédiable. Et moins de deux ans plus tard, j'étais là, devant son frère, à regarder l'étendue des dégâts cutanés, l'extension des taches purpuriques et des ecchymoses nécrotiques sur le dos de ses mains et de ses chevilles. Et il ne se passait rien de plus.

Les globules rouges n'ont pas de noyau. Ce sont les porteurs de vie, les transporteurs de l'oxygène. Le sang est rouge parce que l'oxygène change la couleur de l'hémoglobine, le pigment qui le fixe. Les globules sont des petites cellules oblongues et biconcaves dont la taille moyenne est de sept microns. Ils possèdent une propriété extraordinaire qui est la clé de notre existence. Ils sont plus gros que le diamètre des capillaires dans lesquels ils doivent se faufiler pour délivrer l'oxygène aux cellules, mais leur plasticité leur permet d'y passer quand même, en déformant leurs membranes, à la queue leu leu, en suivant les divisions successives des vaisseaux. Lorsque leur plasticité est altérée par des anomalies de leur membrane, leur forme devient sphérique et leur passage, très difficile. Rendus trop ronds, obèses et rigides, ils vont stagner dans les organes très vascularisés.

La rate est un organe précieux qui stocke les globules rouges en réserve pour mieux répondre à un surcroît de demande d'oxygène : à l'effort ou en altitude par exemple. C'est aussi un organe riche de milliards de cellules qui servent à l'élimination des bactéries encapsulées, des pneumocoques surtout. On méprisait cette propriété jusque dans les années soixante-dix et on a longtemps considéré la rate comme un organe inutile. En cours d'intervention chirurgicale sur l'estomac, il était courant de l'enlever pour y voir plus clair dans le champ opératoire. On l'enlevait aussi aux coureurs de fond pour les mettre à l'abri du point de côté qui les forçait à ralentir. Et ainsi, sans le savoir, on multipliait le risque d'infection mortelle à pneumocoque. Malheureusement, c'est cet organe qu'il faut enlever aux enfants atteints de la maladie de Minkowski-Chauffard pour éviter que leurs globules devenus sphériques n'y stagnent. La splénectomie fait partie du traitement. Les deux frères avaient la même maladie et avaient subi l'intervention à quelques mois d'intervalle. À l'époque, la vaccination contre le pneumocoque en était à ses débuts et ne permettait pas une prévention très efficace. La notion d'infection fulminante chez le splénectomisé était récente. On recommandait les antibiotiques au moindre doute. Et cela n'avait pas évité la mort du premier frère, en quelques heures, sans qu'on n'y puisse rien.

J'en étais là. Les petites taches ponctiformes sur la peau de l'enfant semblaient se multiplier, les ongles étaient un peu plus bleus et il y avait aussi des ecchymoses sur le thorax et l'abdomen. Mais pour le reste, il respirait, il était conscient, sa tension était correcte, il me parlait… et il me demandait de ne pas laisser entrer son père. « Je ne veux pas le voir. Il faut qu'il reste dans la salle d'attente. S'il vous plaît, ne le faites pas entrer… »

Je ne comprenais pas la demande de cet enfant. Je lui ai demandé pourquoi il voulait absolument rester seul. Il ne m'a pas répondu. Il a fermé les yeux. Je savais que sa mère était morte très jeune, d'un cancer fulgurant. Son père était l'unique détenteur de l'autorité parentale. Il avait le droit absolu d'être avec ses enfants, même si c'était pour les voir mourir l'un après l'autre.

Je suis allé dans la salle d'attente pour lui dire qu'il ne pouvait pas entrer maintenant, que nous avions des choses à faire, des tuyaux à mettre en place, des traitements à injecter. Il se tordait les mains, il s'accrochait à moi, il répétait : « Il va mourir aussi, docteur, vous croyez qu'il va mourir aussi ? Ce n'est pas possible. » Et je n'avais pas besoin de lui donner d'explications. Il savait tout de la maladie puisque lui-même en était atteint et qu'à lui aussi on avait enlevé la rate plus de dix ans auparavant. Il connaissait aussi bien que moi l'origine de l'infection et sa gravité. Et bien sûr il était dévasté par l'angoisse de perdre son deuxième fils, comme le premier, de la même façon, au même endroit. Et je ne pouvais pas le rassurer. Il me fallait un peu de temps.

Ce qui m'ennuyait était l'apparente dissociation entre les signes cutanés de l'infection et l'absence d'état de choc, comme si elle progressait d'une façon inhabituelle ou restait localisée. Je n'ai rien dit de plus, je suis retourné dans l'unité, j'ai prescrit les injections d'antibiotiques en urgence et j'ai décidé d'attendre les résultats des bilans biologiques avant de placer les tuyaux et d'allumer les machines.

Une heure plus tard, quand je suis revenu voir l'enfant, les lésions purpuriques s'étaient un peu étendues au niveau de la face et du tronc, mais il ne présentait aucune ecchymose supplémentaire, aucune nécrose, et les signes de choc étaient toujours absents. Le bilan sanguin est revenu du labo strictement normal. Il fallait faire une ponction lombaire pour vérifier le liquide céphalorachidien, cela permettrait la confirmation du diagnostic.

Je suis retourné dans la chambre et j'ai expliqué à l'enfant ce que j'allais faire. Là encore, il n'a pas cillé. Il a dit simplement : « Je sais. Vous l'avez faite, la ponction, à mon frère, il y a deux ans. Il avait la même chose que moi, je l'ai vu, il avait les mêmes taches sur la peau. Moi, c'est pareil. » Et à ma demande, il s'est couché sur le côté sans protester pour que je puisse pratiquer la ponction. Il a plié et remonté ses jambes, il a fait le dos rond. Il n'a pas bougé quand j'ai enfoncé l'aiguille dans son dos, entre deux vertèbres lombaires. Le liquide est venu tout de suite, sans difficulté. J'en ai rempli trois tubes, de chaque fois vingt gouttes. Et en portant les tubes devant la lumière, j'ai bien vu que le liquide était parfaitement clair et qu'il n'y avait pas de pus dans les méninges. J'ai fait porter les tubes au labo en urgence et quinze minutes plus tard, j'ai eu la confirmation par téléphone. Le biologiste était formel. Le liquide était normal, entièrement normal. Pas de choc, pas de méningite, et un bilan négatif. Uniquement les petites taches purpuriques étendues sur son visage et son thorax et quelques ecchymoses.

Dans la chambre, l'enfant était toujours couché sur le côté. Je me suis assis en face de lui. Il m'a dit : « Pourquoi vous ne m'avez pas mis les tuyaux ? » J'ai répondu : « Tu sais, je crois qu'on n'en aura pas besoin, cela va aller mieux. Tu n'as pas attrapé d'infection. » Il a murmuré : « Je sais... je sais... » Il s'est mis à pleurer. Et au milieu de ses sanglots, d'une voix hachée mais vibrante et dure, il m'a dit : « Ne laissez pas entrer mon père. C'est sa faute, c'est mon père qui nous a transmis la maladie... C'est lui qui aurait dû mourir, pas mon frère... Ou bien moi, comme lui... Je ne peux pas vivre sans mon frère... »

La pathomimie consiste à reproduire volontairement sur soi-même des lésions cutanées anormales pour simuler une maladie. C'est une maladie de l'esprit dont on dit habituellement que celui qui la développe vise à en tirer quelque bénéfice, une hospitalisation, une sollicitude particulière, ou qu'il exprime le désir de mettre en échec les médecins ou d'augmenter l'angoisse des proches. C'est parfois aussi le signe d'une perversion terrible lorsque des parents peuvent meurtrir leurs enfants, leur infliger des maladies artificielles ou les intoxiquer pour les conduire ensuite en consultation médicale et se plaindre de l'incompétence des médecins qui les soignent. Une sorte de vengeance par procuration. Lorsque le patient se martyrise lui-même, c'est le syndrome de Münchhausen, lorsqu'il martyrise ses enfants, le syndrome de Meadow. Là, ce n'était pas le cas. Son père n'y était pour rien. Le garçon souffrait d'un désespoir et d'un manque extrêmes. Il avait vu les lésions cutanées qui avaient touché son frère ; il savait l'origine héréditaire de sa maladie. Il ressentait à la fois le désir de s'infliger les mêmes souffrances et la volonté de les faire partager à son père. Alors, en frappant ses avant-bras et ses jambes contre un mur ou un meuble, il avait pu reconstituer les mêmes ecchymoses ressemblant à des nécroses débutantes et, en bloquant sa respiration pour augmenter la pression dans ses vaisseaux, reproduire les mêmes lésions purpuriques sur son thorax. Même ADN, même peau, et la même souffrance qu'il voulait supporter.

Ce n'était encore qu'une hypothèse. Je me suis approché et je lui ai dit à voix basse : « Tu ne crois pas qu'il a assez souffert maintenant, ton papa ? Tu pourrais aller mieux, ce serait bien. » Après quelques secondes de silence, il m'a répondu en soupirant : « Vous ne lui direz rien ? »

Quelques heures plus tard, sa fièvre est tombée. Aucune lésion supplémentaire n'est apparue sur sa peau. J'ai fait entrer son père dans la chambre. Je lui avais dit que par précaution il ne pouvait pas embrasser son fils, seulement rester à ses côtés et le laisser se reposer. Je ne lui ai rien dit de la manipulation qu'avait tentée l'enfant pour le punir et partager les souffrances de son jumeau disparu. L'évolution fut rapidement favorable et il put quitter le service.

Il restait un mystère à éclaircir. Je pensais avoir compris comment le garçon avait créé les lésions cutanées, les ecchymoses, le purpura, mais comment avait-il fait pour mimer la fièvre à 40 °C ? C'était ce qui avait alerté son père, c'était ce que nous avions constaté nous aussi en la mesurant précisément avec nos capteurs électroniques. 40 °C ? Était-il capable de déclencher une telle perturbation ? De modifier volontairement la régulation cérébrale de sa température ? Ou bien était-ce la conséquence de l'angoisse et des troubles psychiques qu'il avait développés ? La réponse était non. Quelques jours après sa sortie, le bactériologiste me rappela pour m'annoncer que les cultures de sang et de liquide céphalorachidien étaient revenues positives, très tardivement. Le pneumocoque est un germe fragile et sa culture est souvent difficile mais là, c'était une certitude, il y en avait dans le sang et les méninges. L'enfant n'avait pas tout simulé, il avait dû ressentir les prémices de l'infection et fabriquer les signes cutanés qui en signaient la gravité. Pour tenter de rejoindre son frère ou bien punir son père. Seuls les antibiotiques l'avaient guéri.

C'était presque la même histoire que celle de Louis et de son frère. Même ADN, même maladie, même risque et même infection. L'un meurt et l'autre pas, même s'il le souhaite. Peut-être en simulant les lésions du purpura s'était-il finalement protégé de leur survenue réelle ? Peut-être la volonté de faire partager à son père les souffrances de son jumeau avait-elle empêché l'infection de se disséminer ? Ou bien, tout simplement, portait-il quelque part enfoui au sein des protéines qui entouraient ses gènes un arrangement particulier ou une substance régulatrice acquise qui lui assurait la tolérance à l'agression bactérienne ? Comme en possédaient au Moyen Âge ceux qui survécurent à la peste. Dans le compte rendu d'hospitalisation, j'ai confirmé la certitude de l'infection bactérienne, la rapidité de la guérison, mais je n'ai rien dit de toutes ces interrogations. Elles restaient sans réponses et c'était mieux ainsi. J'espérais que le père et le fils pourraient reconstruire une relation apaisée et admettre l'inadmissible disparition de l'autre. La statistique était respectée. Un mort sur deux. Cinquante pour cent. Le même pourcentage que pour la peste ou pour la diphtérie. Nous pouvons utiliser des moyens obscurs et détournés pour survivre, et il n'est pas sûr que ce soit inscrit dans nos gènes.

Probabilités

On date du XIXe siècle l'introduction des méthodes statistiques pour l'évaluation des traitements médicaux. C'est un médecin français, Pierre Charles Alexandre Louis, totalement oublié depuis, qui prouva l'inutilité des saignées répétées. Aujourd'hui le calcul de probabilités est devenu incontournable, même s'il est parfois tellement complexe que seuls des méthodologistes spécialisés finissent par en comprendre les significations. C'est une affaire de moyennes, de risques relatifs, de spécificité, de valeurs prédictives, de « propensité à »... Pour tester un médicament, pour étudier les inégalités d'une population, il faut écarter l'hypothèse nulle, où seulement le hasard peut expliquer les différences. Comme il est impossible de totalement l'éliminer, on fixe un seuil, de façon arbitraire, au-dessous duquel le simple hasard peut être responsable. En somme, la probabilité d'erreur. On calcule ce risque, on l'exprime mathématiquement, avec un petit p. Moins de cinq pour cent, c'est une limite acceptable. C'est merveilleux de ne pas se tromper quatre-vingt-quinze fois sur cent. Évidemment, un pour cent ou un pour mille, c'est encore mieux puisque cela laisse au hasard une part plus réduite.

Bien sûr, il y a des étrangetés, des exceptions dont il est difficile de s'occuper. Elles confirment la règle, c'est bien connu. On s'adresse plutôt à la majorité, à la quasi-totalité. C'est juste. On peut faire figurer ces caractéristiques sur de jolis schémas qui rassemblent les points. En X, sur l'abscisse, les valeurs observées, en Y, à l'ordonnée, le nombre de patients qui possèdent la même. Lorsque la loi s'applique, cela dessine une courbe en cloche, bien symétrique. On peut calculer la moyenne, les écarts, la médiane et le reste, et comparer tout cela à d'autres circonstances. Mais c'est de la statistique, ce n'est jamais toute la vérité. Ceux qui sont éloignés, au-delà, aux extrêmes, au-dessus, au-dessous, parce qu'ils sont moins d'un pour cent, moins d'un pour mille, ou encore moins, ceux-là sont écartés, ce sont des excentriques. On ne peut pas faire figurer leurs points sur les courbes tracées. Il faudrait modifier les échelles. On les laisse tomber. Ce sont des anormaux, au sens mathématique du terme. Ils ne suivent pas les lois. Ils sont un peu rebelles. C'est au hasard d'expliquer leurs malheurs. À moins que ce ne soit d'obscures influences ou que ce soit entièrement leur faute.

Ce jour-là, il faisait un temps magnifique. La température idéale d'un printemps précoce, les magnolias en fleur dans les jardins, les parfums qui flottaient dans l'atmosphère. On entendait partout des chants d'oiseaux. À l'hôpital, les ingénieurs avaient laissé le chauffage en marche, anticipant le retour des giboulées. Il faisait chaud, en réanimation et dans le sas des urgences.

Le Samu a téléphoné, il allait amener une jeune femme en état de choc. Une défaillance cardiaque aiguë, a précisé le régulateur. Les pompiers avaient été appelés à domicile, l'avaient retrouvée inconsciente, la mousse aux lèvres, les ongles bleuis par la cyanose. Le médecin du Samu les avait rejoints sur place en traversant la ville à toute vitesse. Il l'intuba par terre, allongée sur le tapis du salon, mit le respirateur en marche, régla le débit d'oxygène à fond et décida malgré l'instabilité de la tension artérielle et la faiblesse du pouls de la mettre dans l'ambulance et de l'amener aux urgences. Il pensait à une myocardite, un infarctus, peut-être une embolie, une rupture de l'aorte.

Elle était en train de mourir. Plus de tension, plus de pouls perceptible ; le moniteur montrait des battements anarchiques, des ondes ventriculaires monstrueusement élargies, préagoniques. L'urgentiste avait commencé le massage cardiaque dans l'ambulance et injecté dans une veine une ampoule d'adrénaline. Il a poussé le brancard en salle de déchoquage. C'était pour la réa, comme il disait. Il a suffi de poser la tête de l'échographe sur la poitrine de la patiente pour voir que son cœur ne battait presque plus. La contraction des ventricules était infime et ne poussait plus le sang dans les artères. Leurs parois restaient atones, presque paralysées. Ils n'éjectaient plus rien.

C'était une très jolie jeune femme, la peau mate, de longs cheveux noirs, un corps parfait. Elle avait dix-neuf ans. Elle suivait des études d'infirmière dans une école du centre-ville. C'était ce qu'avait dit à l'assistante de garde au déchoquage son petit ami qui attendait dans le couloir. Il n'avait pas donné d'explications bien claires sur ce qui avait pu se passer, racontant qu'il avait dû la réveiller, qu'elle était somnolente et que très vite après le petit déjeuner, son malaise était survenu. L'assistante se demandait s'il cachait quelque chose, son discours était embrouillé, il n'arrêtait pas de rougir, de détourner les yeux.

Le cœur de la jeune femme s'est arrêté. Complètement. En dehors des parasites générés par le massage cardiaque, le tracé du moniteur était plat, l'échographe ne montrait plus aucune contraction.

Je pensais en savoir assez. J'ai dit à l'assistante :

« C'est une tentative de suicide, une intoxication, elle a dû prendre un médicament, un cardiotrope.

– Mais pourquoi vous dites ça ?

– Parce que c'est une jeune femme et qu'elle est infirmière. Que voulez-vous que ce soit d'autre ? Vous avez une autre hypothèse pour expliquer l'état de son cœur ? »

L'assistante était outrée. Elle m'a dit que c'était bien une réflexion masculine, le diagnostic d'un homme. C'était partiellement vrai, j'aurais dû ajouter au contexte la survenue brutale de la défaillance du cœur, le réveil en état de somnolence et le regard fuyant du petit ami qui devait savoir bien des choses. Mais c'était surtout par expérience. J'avais le souvenir d'infirmières qui avaient tenté de se suicider en prenant des médicaments dont elles pensaient connaître les effets. Mais ils avaient d'autres actions quand elles en prenaient trop. C'était parfois pour des raisons futiles, parfois des appels au secours, des chagrins transitoires, beaucoup ne voulaient pas mourir ; plusieurs ne s'étaient pas ratées.

Nous avons transporté la jeune femme dans le service. Toutes les portes des coursives ouvertes, tous les couloirs vidés des patients et des familles qui stationnaient là en attente d'une consultation, la machine derrière le lit, le moniteur et les seringues automatiques accrochées sur les barres et un interne à califourchon sur la patiente pratiquant le massage cardiaque.

Il lui fallait un cœur artificiel. Il nous fallait un chirurgien. Il y avait peu de chance qu'il y en ait un disponible. C'était une forte probabilité. À cette heure de la matinée, tous les blocs opératoires de l'hôpital cardiologique devaient être occupés et tous les chirurgiens en train de réparer des cœurs ou des vaisseaux malades. Mais nous eûmes de la chance, ils avaient annulé une intervention en raison d'un problème technique. Et le chirurgien disponible était celui que nous connaissions bien, le collègue auquel nous faisions le plus souvent appel. Cela avait tissé entre nous des liens de confiance réciproque.

C'est pour cela qu'il n'a pas discuté au téléphone, il est venu en courant avec le matériel et l'aide nécessaire. Je ne lui avais pas dit que le cœur était arrêté et qu'il allait devoir mettre en place un cœur-poumon artificiel pendant que nous continuerions à masser la cage thoracique cent fois par minute pour assurer le minimum de la circulation. Il a fait la grimace quand il l'a su, il a dit d'accord quand il l'a vue.

Beaucoup ne l'auraient pas fait, auraient considéré que c'était bien trop tard, impossible, illusoire. Il s'est lancé dans la dissection de l'artère fémorale sur un corps secoué, dans un lit non stérile, entre quatre médecins et cinq infirmiers qui s'occupaient du reste. Il ne sentait le pouls que par intermittence. Il ne sentait plus rien quand on arrêtait le massage pour qu'il puisse ouvrir les vaisseaux, assurer l'hémostase et colmater les fuites. Il était très habile, extrêmement rapide. Il demandait très calmement les instruments dont il avait besoin. Il a trouvé les deux vaisseaux, sécurisé l'accès, introduit la canule artérielle jusqu'au tronc de l'aorte et la canule veineuse juste en amont du cœur. Et nous avons mis en route la suppléance, augmenté le débit de la pompe, le sang bleu de la veine traversant l'oxygénateur et sortant rouge vers les artères. Quatre litres par minute, cent pour cent d'oxygène. Pas de bulles, pas de caillots. Parfait.

Le cœur était toujours arrêté mais il y avait du sang qui circulait. Le moniteur enregistrait le tracé plat du cœur, mais une tension moyenne acceptable se maintenait et l'oxygénation du sang se faisait bien. Il manquait la pulsatilité, un flux répétitif identique à l'éjection des ventricules quand les valves cardiaques s'ouvrent et se ferment et que la pression varie. Il n'y avait pas d'onde, pas de vague, pas de déferlement. L'échangeur ne pouvait générer qu'un débit continu. C'est ennuyeux, c'est en partie pour cela qu'on ne peut laisser ces suppléances en place pendant de longues durées. Et puis évidemment, si la machine dysfonctionne, qu'il survient une fuite, une rupture de membrane, un déplacement de canule, il n'y a pas d'échappatoire. C'est comme un coup de poignard dans un gros vaisseau, comme la blessure du matador, une saignée rapide qui tue en une minute.

Pendant que le chirurgien suturait les abords, je suis retourné aux urgences. Je voulais voir le petit ami. Je voulais savoir ce qu'elle avait pu prendre pour que son cœur soit dans un tel état. J'avais mes petites idées, mes expériences passées : digitaline, inhibiteurs calciques, antidépresseurs tricycliques, nivaquine et d'autres, tous les médicaments en *-ine* ou *-ique* qui modifient les courants des cellules musculaires et peuvent annihiler leurs contractions. Le cœur est un muscle, mais un repos prolongé ne lui est pas permis.

Il était là, le petit ami, assis en salle d'attente, pâle et angoissé. Je lui ai dit que cela allait un peu mieux, que ce n'était pas gagné et surtout que j'avais besoin d'autres renseignements.

« Vous étiez avec elle cette nuit ?

– Oui, on vit ensemble depuis quelques semaines.

– Il ne s'est rien passé, elle ne vous a rien dit ? Vous vous êtes disputés ?

– Non, pas du tout. Pas disputés. Elle a voulu se coucher tôt, elle m'a dit qu'elle était fatiguée. Elle était angoissée. Parce qu'elle devait passer un examen.

– Un examen médical, une prise de sang, une radio ?

– Ah non, pas ça. Un examen pour ses études. Dans son service, une évaluation pratique. Je n'y connais rien, à ces trucs-là, moi je suis mécanicien. Elle en a tout le temps, des examens. Elle était angoissée. Elle avait peur de rater.

– Vous savez si elle a pris quelque chose ? Des médicaments ?

– Hier soir, je sais pas, mais des médicaments, elle en

prend pas… sauf de temps en temps… Quand elle a mal au ventre, vous voyez, tous les mois.

– Vous voulez dire quand elle a ses règles ?

– Oui c'est ça. Mais c'est pas en ce moment. Ce matin elle m'a dit qu'elle était fatiguée, qu'elle pourrait pas aller à l'hôpital passer son examen.

– Qu'est-ce qu'elle prend quand elle a mal au ventre ?

– Oh ! Toujours la même chose, un médicament pour la douleur, un truc qui n'a pas toujours le même nom, des gélules ou des comprimés, un truc qui se termine en *-ol*, ou en *-ic*, je me rappelle plus le nom.

– Paracétamol ? Tramadol ? Topalgic ?

– Oui, c'est ça. Tramadol. Elle le prend dans la pharmacie de l'hôpital. Elle dit qu'elle peut le faire, que c'est permis.

– Elle en a pris hier soir ?

– Oui, je crois bien qu'elle en a pris un peu, elle était angoissée. »

Ce n'était pas possible. Le Tramadol est un morphinique. Elle n'avait pas les signes d'une overdose, cela pouvait tout au plus expliquer la somnolence, puis le coma, l'hypotension, mais pas la défaillance cardiaque. Elle avait dû prendre autre chose. Ils n'habitaient pas loin. Il fallait qu'il retourne dans leur appartement, qu'il fouille la salle de bains, sa table de nuit, son sac, ses affaires personnelles et les poubelles, surtout les poubelles, et qu'il rapporte tout ce qu'il pourrait trouver, tout de suite et le plus vite possible. Je l'ai investi de la mission en lui disant que c'était vital et qu'il me téléphone s'il trouvait quoi que ce soit. Elle avait dû prendre autre chose et en grande quantité. Il m'a remercié, il avait l'air de se sentir un peu mieux, il pouvait apporter son aide. Il est parti en promettant d'appeler.

Une heure plus tard, il était revenu. Il serrait contre lui un petit sac-poubelle. Il avait ramassé tout ce qu'il avait trouvé. Il n'y avait que les emballages vides de cinq boîtes de Tramadol et la boîte presque pleine d'un traitement contre les mycoses à laquelle ne manquaient que trois gélules. Ce n'était pas possible mais il en était sûr, il avait vérifié, tout retourné, tout fouillé. Il n'y avait rien d'autre, pas de seringues, pas d'ampoules injectables, rien d'autre. Il en était certain et comme je lui demandais si les cinq boîtes étaient anciennes, si elle avait pu les utiliser lors des mois précédents, il m'a dit :

« Oh ! Non, celles-là, elle les a rapportées il y a quelques jours, elle voulait en avoir d'avance pour la prochaine fois. Elle en prend beaucoup quand elle a ses règles.

– Beaucoup ?

– Enfin beaucoup… Je sais pas… Quelquefois cinq gélules, quelquefois plus, une ou deux fois par jour, pendant deux ou trois jours. Moi je dis que c'est trop, mais j'y connais rien. Elle dit qu'elle est habituée, y a que ça qui la calme… »

Dans la grande chambre où nous l'avions installée, le collègue chirurgien peaufinait ses sutures et plaçait les pansements. Toujours pas de pouls, mais la circulation semblait meilleure. Les marbrures avaient disparu, les ongles n'étaient plus bleus et l'œdème pulmonaire s'était amélioré. Les pupilles étaient en position intermédiaire, ni élargies ni rétrécies. Ni mydriase ni myosis serré. Ce n'était pas en faveur d'une overdose de morphiniques. J'ai demandé qu'on fasse des prélèvements pour la toxicologie, une analyse dans les urines, une prise de sang à la recherche d'autre chose. Il devait y avoir autre chose ; j'en étais sûr.

Elle avait mal au ventre, à cause de ses règles, depuis l'âge de douze ans. C'est sa mère qui me l'a dit, l'après-midi même, quand elle est venue la voir, alertée par le petit ami. Chaque mois, elle sentait le mal arriver. Elle percevait d'abord la tension de ses seins, puis la douleur envahissait son ventre. C'était insupportable quand elle diffusait au niveau des reins, en arrière, au-dessus du bassin. Sa mère l'avait emmenée voir un gynécologue. Il n'avait rien trouvé d'anormal. C'était fréquent. Une dysménorrhée de la jeune fille, cela allait passer, avec l'âge, la fin de la croissance, l'habitude, l'augmentation des saignements. Il lui prescrirait la pilule quand elle aurait grandi si ça ne passait pas.

Cela ne s'était pas amélioré. Elle avait commencé les antalgiques, l'aspirine, le paracétamol, mais sans beaucoup d'effet. Alors une fois par mois, elle s enfermait dans sa chambre, elle se couchait, n'allait pas au lycée, elle attendait que ça passe. Sa mère lui donnait des boissons relaxantes, des gélules homéopathiques, elle lui massait le ventre avec des baumes, des pommades. Toute son adolescence avait été marquée par cette répétition. Et cela ne s'était amélioré qu'après ses dix-huit ans, quand elle avait commencé ses études d'infirmière…

Dans la chambre, il y avait du mieux. Après quatre heures

d'asystolie totale, l'absence d'activité cardiaque avait été remplacée par des ondes électriques, bien visibles sur l'écran du moniteur. C'était insuffisant ; il y avait une dissociation entre électricité et mécanique, du courant dans les cellules, mais pas de raccourcissement des fibres musculaires. Probablement la drogue qui bloquait l'entrée du calcium. Elle avait dû prendre autre chose. Comme elle n'urinait pas, nous avons mis en route une dialyse avec l'espoir qu'elle pourrait épurer un toxique inconnu. Cela faisait trois suppléances, le cœur, le poumon et le rein, une myriade de tuyaux où s'écoulaient du sang, des litres de solutés qui passaient dans les veines, avec le bruit des pompes et l'affichage multicolore des moniteurs de surveillance. Le foie n'avait pas l'air atteint. L'intestin était au repos. On ne savait rien de son cerveau. Elle dormait et elle ne bougeait pas. Nous avions injecté des curares, pour la sécurité.

À dix-sept heures, le laboratoire a téléphoné. L'analyse toxicologique était formelle, le spectromètre ne pouvait pas se tromper. C'est un outil extraordinaire qui détecte toute substance anormale dans un échantillon. Il en sort un diagramme, une succession de pics et de vallées, comme ces découpages que l'on fait à l'école maternelle qui superposent les silhouettes des montagnes. Il y avait dans le sang deux pics anormaux, celui du Tramadol évidemment, évidemment un autre, dont la masse et la longueur d'onde affirmaient la présence d'un médicament, celui dont le petit ami m'avait remis la boîte. Et sa concentration était habituelle, la jeune femme en avait parfaitement respecté la posologie.

C'est comme ça que la nuit s'est passée. Nous ne pouvions rien faire de plus. Elle était stable, allongée sur son lit, percée de cathéters, dans une pénombre bleutée, son visage seul éclairé par le faisceau d'un spot. Son sang traversait les machines, se chargeait d'oxygène, s'épurait des déchets. Ses poumons se gonflaient périodiquement de l'air que soufflait le respirateur. Sa pression artérielle était une ligne plate, à peine déformée par les oscillations que générait son cœur. Il ne s'est rien passé.

Elle avait de longs cheveux noirs, épais, drus, brillants. Nous les avions cachés dans une charlotte en papier, comme au bloc opératoire. Nous en avons coupé trois mèches le lendemain matin. Au ras du cuir chevelu, en arrière, pour que ça ne soit pas trop visible. Les cheveux ont la mémoire des toxiques qui s'y déposent au fur et à mesure de leur croissance. Un à deux centimètres par mois, dix à quinze centimètres par an. À chaque prise, un dépôt, à un moment donné. La longueur du cheveu permet de remonter le temps, de calculer la date, d'avoir la certitude de la répétition des prises. Ses cheveux descendaient jusqu'au bas des épaules. En toxicologie, le technicien allait les tronçonner en segments de longueur identique et les faire passer dans un analyseur. Et quoi qu'elle ait pu prendre, on en trouverait le pic, les caractéristiques et la durée. Nous allions remonter sur les traces des dix derniers mois de sa vie. Cela prendrait du temps, les analyses étaient longues. Je voulais obtenir la vérité, même a posteriori.

C'est le temps qui lui sauva la vie. Le temps long de son âge, de son corps à peine fini, de ses organes encore novices qui n'étaient pas usés par des agressions durables. Le temps plus court de purifier son sang que lui donnèrent nos artifices. L'absorption sur une membrane synthétique ajoutée à l'épuration naturelle dont était capable son organisme. Et tout le temps donné par la stabilité de sa circulation artificielle. À la quarante-huitième heure, son cœur battait bien mieux. Ses pulsations étaient visibles, elles faisaient concurrence au débit des canules. Au troisième jour, l'électrocardiogramme déroulait un tracé parfaitement normal. Et l'échographe montrait la souplesse des parois et des valves. Le cinquième jour, nous avons arrêté les suppléances. C'était une confirmation absolue, aucune maladie n'aurait rétrocédé si vite. Son cœur ne guérissait que parce qu'il était libéré d'un toxique.

Il y avait 3 880 références qui concernaient le Tramadol dans les bases de données informatiques et pour le monde entier. Il n'y avait qu'un seul cas qui ressemblait au sien, un jeune homme de trente ans, qui avait présenté une défaillance identique après avoir pris pour mourir une trentaine de comprimés. C'était en Normandie, nos collègues l'avaient publié au sein d'un collectif d'intoxications graves. Un cas seulement, suffisant pour prouver qu'il était tout à fait possible qu'il n'y ait rien eu d'autre.

Son réveil a été rapide et pénible. Un syndrome de sevrage comme j'en avais vu peu, un délire aigu, très difficile à maîtriser. Des crises de pleurs, des prostrations inquiétantes suivies d'accès de rage où il fallait la ligoter. Elle arrachait ses pansements. Sa peau la démangeait. Elle hurlait qu'elle avait mal au ventre, qu'elle avait mal au cœur. Elle vomissait. Elle entendait des voix, elle transposait dans la réalité des visions artificielles, des hallucinations complexes. Elle accusa un infirmier d'avoir voulu la violer. Elle a dit qu'un extraterrestre au corps gluant et bleu l'avait déshabillée, s'était couché sur elle et avait voulu l'étrangler. C'était l'aide-soignante de nuit habillée d'un sarrau protecteur qui avait appliqué sur sa peau des crèmes apaisantes. Et puis, d'un coup, quarante-huit heures plus tard, elle s'est calmée, comme si rien ne s'était passé. Et la rapidité de l'amélioration était tout aussi surprenante.

Elle m'a tout dit, elle m'a tout avoué. Elle n'avait pas voulu se suicider. Elle cherchait une excuse pour ne pas se présenter à l'examen. Elle ne se sentait pas prête, elle avait négligé ses révisions et savait que les deux membres du jury qui évalueraient ses compétences étaient sévères et sans pitié pour punir les erreurs. Elle avait déjà fait une fois la même manipulation, suivi la même procédure. Avaler quelques grammes de l'antalgique, déclencher un malaise et avoir une excuse pour ne pas y aller.

Elle m'a dit toute la vérité. Depuis deux ans, quand elle avait ses règles, elle dérobait du Tramadol dans la pharmacie du service où elle était en stage. C'était le médicament que lui avait donné son médecin traitant, de bonne foi, avec prudence, en lui expliquant bien qu'il ne fallait le prendre qu'à dose limitée et pour une durée brève. À la posologie qu'il lui avait prescrite, cela n'avait eu aucun effet. Elle avait commencé par des comprimés dosés à 50 milligrammes et avait vite dû augmenter les doses. Chaque mois, pendant deux ou trois jours, elle prenait le matin et le soir cinq à six comprimés à 200 milligrammes. Et cela marchait bien, sans effets secondaires, à peine un peu de fatigue, un peu de somnolence. Elle n'avait plus mal au ventre. Elle était libérée des douleurs et c'était une absence merveilleuse. Dès que ses règles étaient taries, elle arrêtait sans peine, elle ne prenait plus rien et ne souffrait d'aucun symptôme de manque. C'était encore plus surprenant.

Elle disait bien la vérité. Ses cheveux le prouvaient. Les traces étaient conformes, la drogue y était déposée avec une périodicité parfaite, chaque mois, à des concentrations presque identiques. Et elle ne prenait jamais rien d'autre.

Ce n'était pas sa faute. Elle portait en elle-même l'excuse de ses malheurs. Elle était extraordinairement belle, elle ressemblait aux femmes tahitiennes peintes par Gauguin, la même peau dorée, les pommettes très hautes et les yeux écartés. Je lui ai demandé d'où venaient ses parents. Sa mère était du Nord, son père d'Océanie, de la Polynésie française. C'est de lui qu'elle tenait son deuxième prénom, Mereana, qui signifie « douleur profonde » en tahitien. Et ce n'était que le fruit du hasard. Son père lui avait aussi légué une propriété rare, celle de détruire à grande vitesse le Tramadol au sein de ses cellules.

Un médicament est une substance étrangère. Nous l'ingérons, il traverse la paroi de l'intestin, il circule dans le sang, cherchant les cibles, les récepteurs pour produire ses effets. Il faut aussi qu'il soit éliminé et nous avons dans les cellules de notre foie des enzymes particulières qui assurent cette épuration. Ce sont des cytochromes. Nous en avons plusieurs, désignés par des lettres et des numéros, pour qu'on s'y reconnaisse. Nous avons des gènes qui en déterminent la fonction. Bien sûr, c'est compliqué, mais pour elle, c'était simple. Elle détruisait le Tramadol à une vitesse exceptionnelle. À peine l'avait-elle absorbé qu'il était métabolisé. Un comprimé de 50 milligrammes disparaissait en quelques minutes, transformé par son foie en un dérivé sans action. Elle portait cela en elle et elle n'y pouvait rien.

Le collègue de toxicologie a voulu qu'on étudie son ADN. Elle a donné son autorisation. Elle portait deux susceptibilités, associées sur ses gènes, un polymorphisme atteignant deux des enzymes qui assurent la transformation des drogues et des médicaments. Une des deux caractéristiques héritée de sa mère et l'autre léguée par son père. Et son cœur ne s'était arrêté que par pure coïncidence ; c'était le traitement de sa mycose qui avait inhibé son exceptionnelle capacité d'épuration du Tramadol. Sans autre voie possible pour épurer son sang, son foie avait accumulé les dérivés toxiques.

Elle est revenue me voir à la consultation deux mois plus tard. En parlant avec elle, je me suis demandé si elle était stupide ou seulement immature. Comment avait-elle pu avaler de pareilles quantités sans se poser de questions ? S'était-elle rendu compte des risques qu'elle prenait ? Je ne lui ai pas dit que son cœur s'était arrêté pendant des heures, qu'elle était restée dépendante d'une machine, suspendue entre la vie et la mort. J'aurais aimé qu'elle réalise la succession unique des hasards et des chances dont elle avait pu profiter. Personne ne pouvait calculer la probabilité de sa survie. Si son petit ami n'était pas resté là, si le médecin du Samu n'avait pu traverser la ville à temps, si le chirurgien n'avait pas été disponible, et tant d'autres si, dont il aurait fallu multiplier les chances. Sur un million, sur un milliard de possibilités inverses. À quoi bon la convaincre qu'elle leur devait sa guérison ? Cela n'aurait fait que la traumatiser. Elle aurait pu me rétorquer que tout ce qui était advenu n'était que le résultat d'une coïncidence, que le fait du hasard. Elle aurait eu raison.

Je lui ai fait des recommandations, donné la liste des médicaments dont il fallait qu'elle se méfie. Elle m'a dit qu'elle allait se marier avec son petit ami et, en la regardant, je me demandais quel serait le résultat du mélange de leurs gènes. La disparition des susceptibilités ? C'était une excentrique, une étrangère, une anormale qui ne respectait pas la loi des statistiques. Personne n'aurait placé le point figurant ses valeurs sur une courbe en cloche à l'échelle ordinaire. Aucun ordinateur, même doté des algorithmes les plus complexes, n'aurait accepté de lui donner une chance. Elle s'est déshabillée pour me montrer la cicatrice qui déformait son pli de l'aine. Elle la trouvait inesthétique et c'était vrai. Elle aurait bien voulu qu'on la corrige. Elle n'a pas eu un mot de remerciement. Toute sa reconnaissance était contenue dans son regard.

Un message

Lakhdar est sourd. Lakhdar est presque aveugle. Il a trente-cinq ans. Il vit recroquevillé dans son lit depuis plusieurs mois. Il a sept frères et sœurs qui viennent l'embrasser chaque matin, en partant pour l'école ou pour travailler. Lakhdar ne parle plus depuis deux ans. Il ne peut qu'articuler des borborygmes, des onomatopées incompréhensibles. Il ne peut plus marcher ni même bouger ses bras. Il est marié avec une petite femme très douce qu'il a épousée il y a dix ans, quand il n'était pas malade. Elle ne parle pas un mot de français mais elle écoute et comprend tout. Elle est seule à pouvoir le calmer quand il s'agite dans son lit. La mère de Lakhdar dit qu'il se révolte. Elle doit avoir raison.

C'est une maladie rare chez nous. Une histoire de bactéries bizarres ou de virus lent, peut-être une prédisposition génétique. Bien plus fréquente en Algérie chez la femme jeune, on ne sait pas très bien pourquoi. Pourtant Lakhdar est un homme, il est né en France, il y vit, il n'a fait que de brefs séjours en Kabylie et ses parents sont français, plus français que bien d'autres. Son grand-père est mort en 1944, coupé en deux par une mitrailleuse allemande lors d'une offensive alliée quelque part en Provence ; son père était harki et arbore discrètement un ruban rouge à la boutonnière. En 1962, ils ont fait partie des fuyards, rapatriés en France par des officiers rebelles aux ordres de Paris, enfermés plusieurs mois à Rivesaltes dans le camp qu'on a rouvert pour eux. Ils ont encore fui, sont montés dans le Nord. Ils ont refait leur vie. La mère de Lakhdar a le regard droit et dur des femmes qui n'abdiquent jamais.

Lakhdar se meurt mais vit toujours. On a décrit sa maladie dans les années soixante. Adamantiades, Behçet et Touraine, trois médecins pour la décrire, à partir d'éléments épars, de constatations et de recoupements. Behçet était turc et dermatologue ; Adamantiades était grec et ophtalmo ; Touraine était français. Cela commence par quelques aphtes et de la fièvre. Puis les aphtes s'étendent, classiquement bipolaires, dans la bouche et sur les organes génitaux. C'est caractéristique. Après ce sont des rhumatismes. C'est l'atteinte du cœur qui peut tuer vite, mais c'est celle des nerfs qui détruit progressivement. Une espèce de sclérose, de dégénérescence inflammatoire qui s'étend irrémédiablement. Lakhdar n'en sait rien, il est aveugle et sourd, il ne parle plus, il ne sait pas qu'il a des troubles de déglutition, qu'il ne peut plus avaler, qu'il lui faudrait une sonde dans l'estomac pour ne pas mourir de faim et une trachéotomie pour protéger ses bronches. Il a cru un moment qu'il pourrait guérir, c'est ce que croit encore sa mère, c'est ce que pense peut-être sa femme. Je n'en sais rien. Elles sont toutes les deux dans mon bureau. Elles me racontent sa vie, elles m'expliquent qu'on ne leur a rien dit, rien fait prévoir. Sa mère dit que les médecins pensent qu'elle ne peut pas comprendre. « Ils croient que je suis une imbécile, parce que je parle avec l'accent arabe. » C'est bien possible, c'est très probable. Alors je lui raconte la triste fin qui attend son fils, toutes les horreurs. J'avance à pas comptés, doucement, degré après degré. Je veux savoir ce que je dois faire. Il est là, Lakhdar, en réanimation, dans son lit électrique, intubé, sous machine, les bronches engluées dans le pus, l'estomac vidangé. Je peux tout arrêter, faire cesser son malheur, interrompre sa nuit et son silence. Je peux aussi le faire survivre, transitoirement, pour quelques mois à peine, en mettant dans sa trachée et son tube digestif des tuyaux définitifs. Je ne suis pas sûr que cela soit licite, acceptable. C'est peut-être une obstination déraisonnable, comme dit la loi...

Il y a le Coran dont je connais peu de chose et qui interdit au médecin de donner la mort. On peut toujours chercher d'autres arguments dans les pensées anciennes. C'est un vieux problème. Dans le code de Hammurabi, il faut punir le médecin qui s'est trompé, on peut lui couper la main. En Mésopotamie, Dieu donne la vie. Il apporte aussi les maladies, mais pour restaurer l'équilibre il y a des divinités qui guérissent et s'interposent : Gula qui instruit les médecins, Ea le dieu des eaux douces où il faut immerger les plus malades. Est-ce qu'il y avait une rivière près du village de Kabylie d'où vient la famille de Lakhdar ? Un oued que l'été n'asséchait pas ? Et plus tard, qu'aurait fait Ibn Al Jazzar, qui connaissait les maladies de la Méditerranée ? Et Avenzoar, qui savait déjà faire une trachéotomie ? Et aujourd'hui, il y a la loi française dont je dois croire qu'elle s'applique à tous ceux qui vivent sur notre territoire. Les experts de l'éthique qui réfléchissent à notre place, les associations qui veulent prescrire la mort aux autres et celles qui pensent que la vie des corps ne vaut pas celle des âmes ; et les religions de chacun qui voudraient s'imposer à tous. Il y a ces deux femmes dont je ne sais presque rien. Ni leur passé, ni leur vie, leur foi, leurs sentiments. Attendent-elles ma décision comme une délivrance ou comme une expression divine ? Je voudrais voir les sœurs et les frères, savoir ce qu'a vécu le père, comment ils pourraient accepter que je ne fasse rien, rien d'autre qu'induire un apaisement terminal.

En les regardant, je me souviens du premier cas de syndrome de Behçet que j'ai rencontré. En 1971. C'était une maladie très mal connue à l'époque ; c'est encore une maladie orpheline. Et là, une coïncidence extraordinaire, presque incroyable. J'étais interne de garde. C'était un dimanche d'été. Je n'avais pas beaucoup de travail. L'hôpital était calme. Il faisait chaud. J'avais rejoint ma chambre de garde et je lisais une revue médicale. En pages centrales était exposée la description complète de la maladie. Je crois me souvenir que l'article était signé de Touraine lui-même. Il y avait même des photographies en couleur qui montraient bien les lésions aphtoïdes et l'éruption caractéristique. J'ai tout lu, c'était intéressant et bien exposé. Une ou deux heures plus tard, le téléphone a sonné. Il y avait une entrée au pavillon de médecine adultes. J'ai enfilé ma blouse et je m'y suis rendu. C'était une jeune femme, algérienne, vingt-cinq ans, distinguée, très jolie. Elle se plaignait de fatigue, de fièvre et de douleurs articulaires. Je l'interroge, je l'examine et je découvre un à un tous les signes, toutes les caractéristiques que je venais de lire sous la plume de Touraine. Je lui fais ouvrir la bouche ; il y a des aphtes en nombre, douloureux. Avec toutes les précautions d'usage, j'examine sa vulve ; il y a aussi des aphtes multiples. Son genou gauche est enflé par une arthrite et enfin l'un de ses yeux est rouge. Il ne manque que la pustule cutanée que je finis par découvrir sur une de ses cuisses. Elle a tous les critères. Je n'en crois pas mes yeux, à tel point que je recommence entièrement mon examen, point par point, avec l'infirmière qui constate avec moi. Elle a bien cette aphtose bipolaire, cette pseudo-folliculite, elle a bien une arthrite et probablement une uvéite de l'œil gauche. Je lui prescris quelques antalgiques, des soins locaux, et je laisse sur ma fiche d'admission une seule ligne : « maladie de Behçet ». Le lendemain, je passe la voir dans le service ; le patron me croise en me regardant d'un drôle d'air et derrière lui, son assistant lève le pouce et fait semblant de soulever son chapeau. Il n'y avait pas grand mérite ; ce n'était qu'une coïncidence, qu'un hasard bienvenu. J'ai eu longtemps des nouvelles de la patiente ; on m'envoyait ses comptes rendus de consultation ; elle n'a pas fait beaucoup de complications. Lakhdar, lui, les a toutes faites.

Je me suis égaré dans mes pensées. Les deux femmes me regardent curieusement. C'est de Lakhdar qu'il s'agit. Je n'ai pas beaucoup avancé. Je n'ai pas envie de prendre une décision maintenant. Il faut que je voie son père. Pourquoi n'est-il pas là ? Il est resté dans le couloir, me dit sa femme. Il ne veut pas entendre ce que j'ai à dire, toutes ces explications.

Alors je les laisse là et je sors de mon bureau. Il est assis tout seul dans la salle d'attente. Je m'assois à côté de lui. Il ne me regarde pas. Il a les yeux fixés sur la porte d'entrée de l'unité. Nous restons là, silencieux, une ou deux minutes. Et puis, comme s'il se parlait à lui-même, il me dit : « Qu'est-ce que tu vas faire ? » J'hésite. Je finis par lui répondre la vérité : « Je ne sais pas encore. » Alors il prend ma main dans la sienne, il la tient pendant près d'une minute, il la serre, on dirait qu'il y cherche un message, et enfin il murmure : « Ta main, c'est la main de Dieu, laisse-la faire. »

J'ai débranché Lakhdar quelques heures plus tard.

Manipulation

L'arrivée d'Indira nous fut annoncée par les services de santé de l'aéroport de Roissy. Le vol d'Air France qui reliait Mumbai à Paris avait atterri à dix-sept heures. Le pilote avait signalé qu'une passagère semblait dans un état critique et qu'il lui fallait des soins urgents. Elle s'était brutalement essoufflée lorsque l'avion avait atteint son altitude de croisière. Elle voyageait en classe affaires avec son mari. Il avait appelé le chef de cabine et lui avait dit qu'il était médecin, que sa femme souffrait d'insuffisance respiratoire et qu'elle avait besoin d'oxygène. Elle avait passé le reste du voyage, habillée de son sari multicolore, assise penchée en avant, serrant de ses deux mains les accoudoirs du siège, respirant bruyamment sous le masque à oxygène. Son mari lui donna un médicament diurétique et à l'arrivée à Roissy, son état s'était un peu amélioré. Il exigea qu'elle soit transportée par ambulance médicalisée jusqu'à Lille. Il affirmait qu'elle était attendue pour un bilan médical et que tout était programmé pour elle au CHU. Il mentait.

Ils arrivèrent aux urgences à vingt heures. L'essoufflement

était réapparu. Malgré l'augmentation du débit d'oxygène, ses lèvres et ses ongles avaient bleui et sa fréquence respiratoire dépassait trente par minute. Elle était agitée, couverte de sueur, et son pouls commençait à faiblir. Son mari affirma que c'était un œdème pulmonaire d'origine cardiaque et l'urgentiste de garde décida de l'intuber pour la mettre sous assistance respiratoire. Elle fut transférée en réanimation à vingt et une heures…

Le mari mentait. Cela n'avait rien à voir avec une maladie du cœur. Dès son arrivée dans le service, les infirmières l'ont complètement déshabillée pour mettre en place les dispositifs de surveillance. Nous voulions faire une échographie du cœur, éventuellement un cathétérisme. Nous avions besoin d'une grosse voie veineuse qu'il fallait ponctionner dans l'aine ou sous la clavicule. C'était sur le thorax que le diagnostic était évident. Il existait une monstrueuse déformation du sein droit, une tumeur de plus de dix centimètres, rouge, dure, ligneuse, ulcérée, accompagnée de nodules métastatiques qui parsemaient la peau autour du mamelon. Un cancer, datant certainement de plusieurs mois. Quelques heures plus tard, le scanner confirma la catastrophe. Les poumons étaient infiltrés et fibreux, envahis de dizaines de métastases, des opacités rondes de taille variable, disséminées dans les deux champs comme des ballons lâchés en groupe dans l'atmosphère ; c'était pareil dans le foie, les os, le pancréas, les surrénales et le cerveau. Une situation complètement dépassée…

Les deux infirmières qui s'occupaient d'elle étaient très en colère. En prenant garde de ne pas lui parler de ce qu'elles avaient constaté en la déshabillant, elles avaient rencontré son mari en salle d'attente pour enregistrer les données d'identité et de contact indispensables. Une fois encore, il avait longuement expliqué la maladie cardiaque dont, selon lui, sa femme souffrait depuis plusieurs semaines. Il n'avait pas reparlé d'une hospitalisation programmée pour un bilan et il était incapable de citer le nom d'un cardiologue du CHU qui aurait dû prendre sa femme en charge. Les infirmières étaient révoltées. Était-il possible qu'il ignorât le cancer généralisé dont souffrait sa femme ? Qu'il n'ait pas vu, ni perçu, ni palpé la tumeur asymétrique, dure et douloureuse qui déformait son sein ? Pourquoi avait-il exigé qu'elle soit transportée à Lille, à peine débarquée en France ? Comment avait-elle pu supporter l'attente à l'aéroport et les dix heures de vol ? S'il était médecin, c'était une inimaginable cruauté que d'imposer de telles souffrances à une femme en phase terminale. S'il était son mari, c'était pire encore.

Indira avait trente-sept ans, trois enfants encore en bas âge. Elle parlait couramment l'anglais mais pas un mot de français. Elle venait d'une famille de notables de Mumbai, appartenant à une caste de privilégiés, parents industriels, frères et sœurs travaillant dans les banques ou les ministères. Elle avait passé son enfance et son adolescence dans une grande maison située dans un quartier chic de la ville, avec une piscine, vingt pièces, de nombreux serviteurs et employés qui en assuraient l'entretien, s'occupaient des enfants, taillaient les arbres et tondaient les pelouses.

Partout des jacarandas, des lataniers et d'autres arbres à palmes qui rafraîchissaient l'atmosphère lors des grandes chaleurs de la mousson. On entendait à peine les bruits de la circulation sur le boulevard qui descendait vers la ville et dont on devinait les virages à travers les haies, au fond du parc. Toujours des chants d'oiseaux au lever du soleil et le soir la litanie des coassements des crapauds et les scies des grillons. Elle avait grandi là, sous la meilleure des protections. Nourrice bilingue, serviteurs discrets, école privée, collège privé, uniforme bleu sombre avec jupe plissée, chauffeur particulier au volant de voitures aux vitres opaques. Études supérieures de droit international à l'université. Mariage tardif, marqué par plusieurs jours de fêtes et de magnifiques cadeaux. Et les naissances successives des enfants et chaque année un ou deux voyages, en Asie, en Europe, en Amérique. C'est ce qu'elle avait vécu, avant.

J'appris tout cela de son mari. Il avait demandé à me voir après s'être entretenu avec les infirmières. Je l'ai reçu dans mon bureau. Je voulais entendre ses explications, savoir ce qu'il savait, comprendre pourquoi il avait organisé ce voyage insensé. Il s'est assis en face de moi et sans rien dire m'a tendu une enveloppe cachetée. Elle était libellée à mon nom à l'adresse du service. La lettre qu'elle contenait était manuscrite, rédigée en anglais et émanait d'un médecin de l'hôpital universitaire de Mumbai, responsable du département de cancérologie. C'était une lettre sibylline, quelques lignes d'une écriture difficile à déchiffrer. Le confrère confirmait le diagnostic du cancer et sa dissémination et me remerciait de prendre en charge sa patiente. Il mettait en post-scriptum, sans autre commentaire, la référence complète d'un article scientifique que j'avais écrit quelques mois auparavant. L'article avait été publié dans une revue internationale. Il détaillait les recommandations d'une conférence de consensus que j'avais présidée, insistant sur le respect des croyances des malades en fin de vie.

Indira était hindouiste. Son mari était chrétien. Il n'était pas médecin. Il possédait un titre de docteur des universités en biologie, l'équivalent chez nous d'un doctorat d'État de haut niveau. Il s'exprimait lentement avec des mots de français peu usités qu'il mélangeait avec des anglicismes. Il s'arrêtait parfois de parler pendant plusieurs secondes pour réfléchir. Il voulait, disait-il, que je comprenne sa démarche. Il voulait m'expliquer en détail la vie et l'histoire de son épouse. Bien sûr, il savait parfaitement ce dont elle souffrait et comment elle était entrée dans la maladie. Il n'y avait aucun antécédent médical particulier dans la famille et elle était très jeune. Elle n'avait aucun facteur de risque qui aurait justifié le dépistage systématique d'un cancer du sein. Elle avait perçu tardivement la tumeur et avait consulté un médecin lorsqu'il n'y avait déjà plus de doute sur sa malignité. Le diagnostic était tombé : c'était un cancer invasif, inflammatoire, une mastite carcinomateuse à haut potentiel de dissémination. Elle avait réussi un certain temps à tout dissimuler. C'était une femme pudique, qui ne se montrait pas facilement nue. Elle gardait le haut de ses vêtements lors de leurs rapports sexuels et, lorsqu'elle était déshabillée, couvrait sa poitrine de ses bras croisés. Elle finit cependant par lui montrer ce qu'elle cachait depuis plusieurs semaines parce qu'elle était désespérée. Le cancérologue qu'elle avait consulté à l'hôpital avait jugé la situation déjà trop évoluée pour qu'un traitement curatif puisse être efficace. Il lui proposait une radiothérapie à visée antalgique et une chimiothérapie palliative.

Elle avait refusé. Elle voulait tout tenter. Elle était hindouiste, le renoncement n'était pas compatible avec sa foi. Elle était prête à accepter toutes les mutilations même si ce n'était que dans l'espoir d'offrir à son âme une autre existence acceptable après sa mort. Son mari la soutint. Ils consultèrent d'autres cancérologues, dans plusieurs hôpitaux différents. Tous refusèrent d'envisager un traitement lourd qu'ils savaient inutile. Seul le dernier donna un avis différent. Après l'avoir examinée, il voulut connaître en détail le récit de sa vie, ses motivations, ses croyances. Il l'écouta longuement. À elle, il expliqua qu'il y avait une lueur d'espoir ; des thérapeutiques nouvelles existaient dans un centre de cancérologie à l'étranger où il lui faudrait se rendre. À lui, en tête à tête, il dit exactement l'inverse et décrivit dans les détails ce qui allait survenir : le grossissement de la tumeur, les douleurs rebelles, l'essoufflement, les fractures spontanées des os et la cachexie terminale qui durerait plusieurs semaines, peut-être plusieurs mois puisqu'elle était jeune et résistante. C'est avec la complicité de ce médecin que le mari d'Indira arrangea les mensonges nécessaires pour l'amener chez nous. Tous les deux lui avaient fait croire qu'elle pourrait être soignée en France dans un service hospitalier qui disposait des traitements les plus récents. Tous les deux avaient longuement réfléchi au scénario qu'il faudrait suivre lorsqu'elle ne pourrait plus respirer suffisamment. Il fallait que les médecins qui la prendraient en charge en urgence absolue ignorent le cancer qui la dévastait. Devant une détresse respiratoire dont ils ne connaîtraient pas la cause, ils l'endormiraient, l'intuberaient et la mettraient sous assistance ventilatoire. Il faudrait la transférer en réanimation. Et là, les médecins ne disposeraient pas de directives anticipées où serait expliqué ce qu'elle souhaitait. Le diagnostic était évident, l'impasse thérapeutique totale. Ils proposeraient de ne pas s'obstiner, de limiter les traitements actifs et de la laisser mourir. Son mari serait la seule personne présente. Aucun membre de sa famille ne pourrait s'opposer à cette attitude en prétextant des considérations religieuses. Il donnerait son accord. Alors, une fois analgésiée et endormie, les réanimateurs arrêteraient les suppléances artificielles et cela mettrait fin à sa vie, sans douleur, sans angoisse. Ils en avaient le droit. Et c'est pour cela qu'ils nous avaient choisis.

Je suis resté sans voix quand il m'a expliqué tout cela. C'était la première fois que je me trouvais instrumentalisé à ce point. En écoutant le mari d'Indira, je pensais sottement aux visas de touristes qu'ils avaient dû demander pour venir en France. Au processus de délocalisation mortifère qu'il avait organisé pour que sa femme puisse mourir loin des siens, de sa famille, de ses enfants, pour qu'aucune pression liée à ses croyances ne puisse lui être imposée, pour qu'elle-même ne soit plus en état de refuser qu'on abrège sa vie. Je comprenais pourquoi il avait choisi la France et pas un autre pays où l'euthanasie est légalisée, la Belgique ou la Suisse. La loi y exige que l'euthanasie soit demandée par le patient lui-même et en pleine conscience. Il m'a dit qu'Indira n'aurait jamais voulu. Elle aurait accepté de souffrir jusqu'au bout et il désirait lui épargner tous ces supplices. *Supplices.* C'est le terme exact qu'il employa. Et comme il sentait bien que derrière ce mot je ne pourrais m'empêcher de penser qu'il me désignait comme un exécuteur, il m'a dit après un très long silence : « Je vous demande d'arranger la mort de ma femme pour qu'elle parte sans douleur, sans conscience, sans culpabilité ; je suis le seul responsable. Vous pensez que je vous demande d'être son bourreau ; je ne vous demande que de m'aider, de l'aider ; vous respecterez sa foi, les rites de sa religion et les espoirs de sa vie future. »

J'étais bien incapable de tenir une conversation théologique sur la nécessité de l'obstination et des luttes – même déraisonnables et inutiles – dans le seul espoir d'obtenir une autre vie satisfaisante après la mort. La métempsycose, le karma, la transmigration des âmes, c'était tellement loin du matérialisme qui régit nos relations habituelles avec les familles, tellement étranger aux discours que tiennent les monothéistes catholiques, juifs ou musulmans. Vouloir abréger sa vie pour éviter une fin épouvantable, était-ce vraiment l'équivalent d'un suicide et un interdit absolu ? Était-ce une faiblesse inadmissible, un péché puni par la résurrection de l'âme sous la forme vivante la plus méprisable ? Et mourir dans le coma, endormie, sans conscience et sans douleur, était-ce une façon acceptable d'inactiver momentanément les propriétés de l'âme ? Cela pouvait-il épargner à celle d'Indira une renaissance dans le corps d'un intouchable, d'une caste inférieure ? N'avait-elle vraiment pas compris qu'en organisant ce voyage dans l'espoir d'une guérison, son mari lui mentait et voulait seulement lui offrir une mort plus douce ? Au fond d'elle-même, peut-être avait-elle accepté le procédé ? Cela permettait de sauvegarder l'apparence d'une soumission au culte de la reviviscence. Son mari était chrétien. Savait-il auquel des milliers de dieux hindous Indira avait confié son salut, si même elle avait pu en choisir un et s'il accepterait ces dissimulations trop humaines ? S'il avait la foi, il devait se douter qu'on ne peut tromper les dieux et leur cacher les motivations réelles de démarches hypocrites. Mais si elle était sincère, si elle avait cru aux possibilités d'une guérison, n'était-ce pas criminel de se substituer à sa volonté ? La compassion devait-elle être placée au-dessus du respect de la croyance ? La protéger en la rendant victime ?

Il y avait trop de points d'interrogation sans réponses. J'avais besoin de temps et de preuves, et nous n'avions ni l'un ni les autres. Lorsqu'une infiltration pulmonaire a diffusé dans le tissu de soutien du poumon et rigidifie les alvéoles, nos outils habituels sont de peu d'utilité. La ventilation assistée est impuissante. Il n'y a plus rien d'élastique. La machine souffle. La pression monte dans les voies aériennes. Elle atteint des niveaux insupportables pour le cœur et aggrave encore l'insuffisance respiratoire. Pour réduire la pression, il faut réduire le volume insufflé, et sans volume suffisant, le gaz carbonique s'accumule. Une impasse. Il n'y a plus qu'une solution pour maintenir la vie. Il faut insérer des cathéters de gros calibre dans les veines qui arrivent au cœur. Il faut aspirer le sang et l'envoyer dans un échangeur qui l'enrichit en oxygène et l'épure de son gaz carbonique. Il faut un débit élevé, approximativement identique à celui délivré par le cœur. Du sang bleu à l'entrée, du sang rouge à la sortie, quatre litres de sang par minute qui traversent et retournent au patient. Une sorte de poumon artificiel qui laisse le cœur battre normalement. C'était ce qu'il fallait faire pour Indira si nous voulions prolonger sa vie et obtenir la certitude qu'aucun traitement ne pouvait améliorer son cancer. Peut-être qu'avec une chimiothérapie, nous pourrions obtenir quelques semaines ou quelques mois d'une vie acceptable ? Peut-être aussi qu'elle n'y gagnerait que quelques jours de survie, branchée à une machine et percée de tuyaux. Est-ce que ce serait de l'obstination déraisonnable, un acharnement inhumain ? Mettre en route cette technique de recours uniquement pour réunir les preuves des options impossibles ? Pour éliminer toute possibilité d'erreur ? Il fallait enfin évacuer de mes pensées le désir de le faire pour résister à la manipulation dont nous étions l'objet, simplement par principe et esprit de contradiction.

On ne peut pas décider seul. Nous avons le droit de nous tromper, d'être la proie de réflexions contradictoires, soumis à des influences extérieures ou intimes et profondes. Nos sentiments sont variables, la sympathie, l'empathie, la pitié, l'amour ou l'indifférence, la détestation, le rejet, la haine. L'expérience nous apprend souvent la distance qui nous guérit des blessures de nos erreurs ou nous protège des risques de la peur et de l'inaction. Il n'y a guère de place pour l'objectivité. Nous fréquentons des machines qui suivent des algorithmes mais nous n'en sommes pas. Alors nous fusionnons nos interrogations personnelles en supposant qu'elles seront différentes et que de leur confrontation pourra naître la meilleure ou la moins mauvaise des attitudes. Nous devions décider ensemble et nous avions très peu de temps.

Il nous fallait aussi des preuves. J'étais persuadé que le mari d'Indira avait emporté son dossier médical. C'était une précaution minimale pour soutenir le scénario qu'il nous imposait. Il devait y apparaître en toutes lettres les résultats des biopsies, le type histologique de son cancer, ses marqueurs et l'appréciation de sa dépendance aux hormones, mesurable sur les récepteurs cellulaires. Tout devait y être péjoratif, caractéristique d'un pronostic épouvantable. Je lui ai demandé de me le donner.

« Je n'ai rien à vous donner, m'a-t-il dit. Le cancérologue ne m'a rien confié. Il m'a dit que ce n'était pas la peine, que c'est tellement… – Il s'est tu quelques secondes ; il cherchait ses mots… Tellement, comment dites-vous en français… évident. »

Évident. Je n'aime pas ce mot. Il est trop particulier. Nous l'utilisons dans la langue de tous les jours pour marquer l'acquisition instantanée d'une conviction fondée sur nos sens. Ce que je vois, ce que je palpe, ce que je lis sur un cliché radiographique et ce que je compare à l'expérience de perceptions identiques. Et nous sommes alors seulement porteurs d'une évidence immédiate qui inclut le risque d'erreur, du seul fait de notre pensée, par définition errante et subjective. *Évident*... Le mari d'Indira avait utilisé ce mot pour indiquer que nous n'avions besoin de rien de plus que l'inspection du sein de sa femme ou les images du scanner pour fonder notre attitude. Mais en tant que scientifique, il devait bien savoir qu'en anglais, *evidence* signifie « preuve ». Le monde entier, aujourd'hui, utilise cette signification du mot pour définir et adopter les modalités diagnostiques et thérapeutiques à partir de données scientifiques solides ; une prise en charge fondée sur les résultats statistiques, une pensée mathématique. Les lois des études contrôlées, des comparaisons en double aveugle, des méta-analyses agrégeant des multitudes d'observations pour juger des meilleures méthodes et des traitements efficaces. *Evidence-based medicine.* Fondée sur les preuves et refusant les apparences immédiates, les pensées empiriques entachées de perceptions subjectives. L'introduction nécessaire du hasard pour éliminer l'erreur, le tirage au sort, la randomisation, le calcul du nombre nécessaire pour atteindre la signification, et des mois d'attente pour permettre le nombre d'inclusions nécessaires à la conclusion attendue. La quête répétée de la signification statistique de calculs multivariés et enfin le jaillissement de résultats irréfutables pour définir les facteurs, les risques, les causes et les effets. En français, la preuve dont on ne peut plus douter... celle que nous devrions plutôt qualifier d'évidence terminale. Ce jour-là, l'adjectif portait à confusion sémantique. L'état d'Indira était-il une évidence terminale ? Elle en était très proche et nous en étions très loin. Nous avions besoin de preuves et le mari d'Indira n'en détenait pas.

J'ai demandé en urgence l'avis d'un cancérologue. Le collègue d'astreinte s'est déplacé. Il s'est excusé, il était jeune. Il n'avait jamais vu une tumeur de cette taille, une dissémination semblant aussi rapide et étendue. Les métastases du foie lui semblaient un peu atypiques, mais pour lui cela ne changeait rien. Il ne voyait pas quel traitement administrable en urgence et en réanimation pourrait faire régresser une telle situation. « Impossible, incroyable », c'était son leitmotiv chaque fois qu'il faisait défiler sur l'écran de l'ordinateur une nouvelle coupe du scanner. Il ne pouvait pas nous aider, il s'est excusé encore une fois et il est reparti.

Nous nous sommes réunis quand même, munis de ces conclusions. J'ai abandonné le mari d'Indira en salle d'attente en lui demandant de patienter. Le consensus a été trouvé rapidement. Tout le monde était d'accord pour arrêter les traitements invasifs, la sédater, l'analgésier et la laisser partir. C'était ce que demandaient les trois médecins présents, les infirmières, les aides-soignantes et les étudiants. Sans preuves, sans le temps nécessaire pour les obtenir, sans aller plus loin que ce que nous faisions déjà. Il n'y a pas eu d'opposition, pas d'avocat pour d'autres dieux que ceux de la compassion et de la pitié.

Nous n'avons pas mis en place le poumon artificiel. Je n'ai même pas eu besoin d'interrompre la ventilation assistée. Le cœur d'Indira s'est arrêté à deux heures du matin, privé d'oxygène, lassé de lutter sans succès pour pousser un peu de sang dans ses poumons totalement rigidifiés. Il y a eu quelques extrasystoles, quelques battements anarchiques déformant son tracé électrique et puis subitement un ralentissement progressif de sa fréquence. Le moniteur a sonné et affiché très vite un tracé plat, comme cela se voit lors d'une rupture du cœur. Nous n'avons rien fait, rien tenté. Indira est morte sans douleur, sans conscience, dans le silence et le calme, devant son mari que j'ai prié de venir assister à ses derniers instants. Il lui tenait la main et caressait son front.

Les rites hindouistes sont particuliers. Je ne les connaissais pas. Le mari d'Indira a expliqué aux infirmières ce qu'il fallait faire, ce qui était nécessaire pour donner à son âme les meilleures chances de sortir de son corps. L'*atman*, disait-il, le principe essentiel, le tout, la fusion dans le monde lui-même, le souffle vital aussi, disait-il. Difficile à comprendre. Le *souffle vital*, c'était ce qu'elle venait de perdre, ce que nous avions essayé sans succès de préserver par nos machines. Mais il l'a affirmé, nous ne nous étions occupés que de son corps terrestre. Nous avions aboli sa vigilance mais sa conscience était restée indemne et maintenant l'*atman* devait s'échapper d'elle. Il fallait que des femmes la lavent et recouvrent son corps de crèmes et d'onguents apaisants, il fallait tourner sa tête vers le sud et allumer derrière sa nuque une bougie. Les morts vont vers le sud, les âmes vers la petite lumière qui vacille au gré du souffle. Nous avons réduit l'éclairage de la chambre. Il ne passait plus qu'une pénombre violette à travers les stores en aluminium qui striaient la fenêtre. Les diodes des seringues automatiques et les lignes du moniteur y disséminaient des points et des reflets multicolores. Enfin, il fallait envelopper son corps dans un linceul rouge. Il avait apporté le tissu de soie brillante dans ses bagages mais nous n'avions pas de fleurs tropicales à déposer dessus. Il a dit qu'il ne pouvait pas rester dans la chambre pendant qu'on préparait le corps de son épouse. C'était le rôle des femmes de respecter ces rites. Les aides-soignantes étaient d'accord. Elles remplaceraient la famille. Elles avaient l'habitude de laver les morts, d'enlever les sondes et les cathéters devenus inutiles, de fermer les yeux, la bouche et tous les orifices, de peigner les chevelures, d'ajouter parfois un peu de rose aux joues pour masquer les cyanoses. De toute façon, très rares étaient les familles qui demandaient à participer à ces derniers préparatifs. Les proches quittaient toujours la chambre quelques minutes pour nous laisser donner au patient décédé une apparence plus présentable, plus apaisée, plus naturelle. Le mari d'Indira est sorti. Je suis resté.

Je suis resté. J'ai transpercé le corps d'Indira de quatre aiguilles à biopsie. Je voulais les preuves immédiates de l'envahissement de ses organes, des caractéristiques de la tumeur de son sein droit, des métastases un peu bizarres de son foie, de la fibrose irréductible de ses poumons. C'était peut-être interdit selon les rites hindouistes. C'était permis pour écarter définitivement toutes les incertitudes. Ce sont de longues aiguilles qui comportent un système de ressort articulé sur le biseau ; ainsi elles sectionnent et permettent l'extraction de petits morceaux de tissu. J'ai fait les trous où il fallait, j'ai actionné les ressorts et largué les fragments dans quatre petits flacons en plastique remplis de sérum. Les gouttelettes de sang surnageaient, les languettes millimétriques des tissus se sont déposées au fond. Enfin j'ai demandé qu'on prélève du sang, simplement au cas où, par principe, dans le doute, quelques millilitres à centrifuger et congeler, quelques millilitres aussi à introduire dans les milieux de culture des bactéries et des virus. Comme pour tous les patients qui nous viennent des contrées lointaines et dont nous ne connaissons pas bien les maladies particulières. Les aides-soignantes et les infirmières n'ont pas fait de commentaires. Je voyais bien qu'elles étaient gênées parce qu'un peu de sang continuait à s'écouler des trous que je venais de faire dans la peau d'Indira. J'ai fait un point de suture sur le sein et appliqué un petit pansement cosmétique sur les orifices…

Nous avons transporté le corps d'Indira jusqu'à la morgue. Il fallait emprunter les ascenseurs et les couloirs du sous-sol. Deux brancardiers sont venus. Nous avons laissé Indira dans son lit, enveloppée dans son linceul rouge, le visage découvert et tourné sur le côté, la bougie allumée, protégée des courants d'air par trois plaques de carton posées sur le matelas derrière sa nuque. Son mari marchait en tête. J'ai vu qu'il tenait un crucifix entre ses doigts. Il chantonnait à voix très basse une mélopée incompréhensible. Cela ressemblait aux sons d'une eau coulant sur des cailloux. La lumière crue qui faisait briller les carrelages blancs des murs de la morgue et les bruits métalliques des roulettes à l'ouverture du casier de conservation où nous avons déposé le corps ont rompu le recueillement qui nous avait saisis. Personne n'osait parler. L'un des brancardiers a déposé une rose rouge sur le linceul, il l'avait prise sur le bouquet qui ornait la salle d'attente des familles. Le mari d'Indira chantait toujours. Nous l'avons laissé là…

Je l'ai revu le lendemain. Il avait les traits tirés, les yeux gonflés, la voix éraillée par tous les chants qu'il avait psalmodiés pendant toute la nuit et toute la matinée. Il avait encore quelque chose à me demander pour organiser le retour de la dépouille de sa femme à Mumbai. Ils avaient tous les deux contracté une assurance rapatriement dont les conditions stipulaient que seuls un accident ou une maladie aiguë ayant entraîné la mort pouvaient justifier la prise en charge. Il m'a montré le contrat. Il fallait que je contacte le représentant de l'assureur en France. J'aurais simplement à certifier que la maladie qui avait tué sa femme était ignorée d'elle lors de la souscription. C'était un demi-mensonge. Si ce qu'il disait était vrai, elle ignorait qu'elle pouvait mourir lors de leur voyage. Elle venait pour guérir de son cancer. Il me fallait aussi obtenir des précisions sur le certificat à rédiger pour que le retour du corps en Inde soit légalement possible. Je lui ai dit que j'étais d'accord, que j'appellerais la compagnie d'assurances après notre entrevue. Il est reparti à la morgue. Il voulait s'assurer que personne ne toucherait aux fleurs fraîches qu'il avait fait déposer sur le linceul.

Au téléphone, le représentant de la compagnie d'assurances était très affable et compréhensif. Il m'assura de toute sa sympathie et me demanda de la transmettre au mari d'Indira. Il n'avait besoin que d'un certificat standard. Il voulait aussi savoir quelle était sa religion ; il débitait toutes les possibilités sans en souligner aucune : bouddhiste ?

musulmane ? hindouiste ? catholique ? Il y a eu un long silence quand je lui ai dit que nous avions respecté les rites hindouistes après sa mort, à la demande de son mari. Il semblait un peu gêné. Il a dit que, dans ces conditions, la compagnie ne prendrait pas en charge le rapatriement du corps mais seulement sa crémation sur place. Nous avions bien un funérarium à proximité ? « Vous comprenez, docteur, de toute façon, la crémation est systématique pour les hindouistes. Ce sera beaucoup plus facile. Son mari pourra transporter les cendres de son épouse, dans l'urne, avec lui dans l'avion. C'est discret, cela ne coûtera rien. Mais dites-lui bien que nous rembourserons l'incinération, dites-lui bien qu'il doit seulement en avancer les frais ! Simplement qu'il m'appelle, je lui expliquerai la procédure. » J'ai raccroché.

Indira a été incinérée deux jours plus tard, en urgence, au grand funérarium de la métropole. Il y eut même un prêtre, des bouquets de fleurs envoyés par la famille et un employé des pompes funèbres qui prononça quelques mots. J'y étais. Ce n'était pas grand-chose, un peu de temps, un petit geste pour diminuer la solitude que son mari devait ressentir. Je ne lui en voulais pas. Je pensais au voyage de retour qu'il allait entreprendre, quelques jours à peine après l'aller. Le même avion de la même compagnie dont il allait gravir la passerelle en tenant entre ses mains l'urne contenant ce qui restait de sa femme, les regards ennuyés des autres passagers, les dix heures de vol à contempler les reflets sombres du récipient ; et sa descente à l'arrivée en Inde, son passage à la douane, rapportant à ses enfants les quelques grammes des cendres de leur mère qu'ils iraient probablement disperser quelque part. Est-ce qu'il avait bien fait ? Est-ce qu'ils lui reprocheraient définitivement de les avoir tenus à l'écart et dans l'ignorance ?

Je n'avais rien oublié de toutes ces interrogations quand j'ai reçu les résultats des biopsies et des cultures. Très tardivement. Il faut donner la priorité aux vivants. On examine les lames microscopiques des patients décédés quand on a un peu de temps. Rien ne presse. Ce n'est que pour l'expérience des médecins et la rédaction du compte rendu définitif. C'est arrivé par le courrier interne sans que l'anatomopathologiste ne me prévienne. La secrétaire m'a dit qu'elle avait vu arriver un résultat, qu'elle l'avait classé dans le dossier.

C'était après coup tellement évident… C'était une infection fongique, une blastomycose, et cela n'avait rien à voir avec un cancer du sein. La microscopie était caractéristique, les cultures étaient positives, irréfutablement. Une maladie américaine, un champignon sphérique tapi dans les sous-bois humides des forêts des Appalaches et des Adirondacks, du Vermont, du Maine, inconnue en Europe ; une infection plus rarement africaine. À l'époque d'Indira, on n'avait pas la certitude qu'il existât un foyer autochtone en Inde. Agra, Delhi, peut-être au centre du pays, certainement pas à Mumbai au bord de la mer. La maladie des bûcherons qui abattent les grands arbres, parfois celle des promeneurs qui arpentent trop longtemps les chemins forestiers et inhalent les spores dispersées par le champignon. Des lésions dans la sous-peau, végétantes, qui suintent et s'ulcèrent rapidement ; la multiplication dans les poumons qui y crée des tumeurs arrondies simulant un cancer, la dissémination dans le foie, le pancréas et les os comme autant de métastases. Un piège mortel, mais qu'un traitement simple peut guérir, quand on y pense et qu'il n'est pas trop tard.

C'était trop tard. Même si nous l'avions su, les poumons étaient trop atteints, la fibrose trop évoluée, les tumeurs trop grosses. Le traitement antifongique aurait-il eu le temps d'être efficace si nous avions mis en route le poumon artificiel ? Plusieurs semaines ? C'était trop tard, certainement. J'en étais persuadé. C'était une mycose lente dont le diagnostic aurait dû être fait depuis longtemps si les cancérologues de Mumbai étaient allés au-delà des évidences immédiates sans se contenter des lésions qu'ils voyaient, des images que rendaient les scanners. Je ne l'ai dit à personne. À quoi bon ? Quelle était la probabilité de pouvoir rencontrer un autre cas semblable et si particulier ? Aucun homme ne viendrait jamais plus nous demander d'assurer la fin de vie de sa jeune épouse hindouiste, persuadé qu'elle mourait d'un cancer généralisé. À quoi cela aurait-il servi de dire au mari d'Indira qu'ils s'étaient tous trompés et que nous les avions crus, sans preuves ? Elle n'était plus que cendres, il n'était plus que tristesse, deuil, chagrin, souvenirs des moments disparus. Il n'était pas nécessaire d'y ajouter le remords et je n'avais pas de regrets.

Ils vivent

Ils ont la même façon de rire. D'abord ils inspirent lentement, gonflent leurs poumons et prennent leur souffle. Ensuite, ils expirent par saccades successives, en petits volumes précipités. Ils sont pressés, ils savent que les sons qui s'échappent de leur bouche perdront toute intensité avant la fin de leur éclat. Quand ils essaient de parler, les voyelles ouvertes sont absorbées avant la fin des mots par des consonnes illogiques et se transforment en résonances nasalisées à peine audibles. *Ah. An. Hi. Gni. Mun. Om. Aoum.* Leur langue est incapable de moduler les syllabes, de séparer correctement les sons. Le voile de leur palais s'écrase en arrière ou se dilate à contresens, le souffle expiré traverse leurs cordes vocales et file vers des impasses anatomiques, vers le pharynx, vers le nez, vers les joues qui ne peuvent plus fermer leurs lèvres. Il est si fuyant, si ténu qu'on ne peut plus les comprendre. Au début, cela les révolte, mais ils finissent par s'y habituer et ils apprennent à articuler lentement pour que vous puissiez lire sur leurs lèvres. Et quand vous ne comprenez pas, ils ont la même façon d'en rire ou de s'impatienter.

Ils savent que leur voix éteinte redeviendra audible quand la crise sera passée, quand ils sentiront disparaître les tressaillements anarchiques de leur langue et la fatigue des muscles de leurs mâchoires, quand le petit comprimé qu'ils auront eu tant de mal à avaler fera son effet, dans un quart d'heure, dans vingt minutes ou parfois plus ou parfois moins. Ils pourront boire sans s'étouffer, manger sans que cela prenne des heures, percevoir les parfums, les textures, les saveurs, parler, chanter, crier. Et comme l'effet du comprimé ne dure que quelques heures et s'épuise inexorablement, ils ont toujours l'angoisse du retour de la fatigue, de l'épuisement de leurs muscles et de la possibilité d'un étouffement terminal. Ils s'observent et guettent le moment, ni trop précoce ni trop tardif, où ils devront reprendre le médicament.

Ils anticipent, ils savent qu'ils peuvent mourir sans pouvoir appeler au secours, s'asphyxier en pleine conscience sans que personne ne les entende, inhaler d'un seul coup le verre d'eau innocent qu'ils ont essayé de déglutir, se noyer dans une simple régurgitation, un vomissement inattendu. Autour d'eux, les objets peuvent devenir flous et dédoublés, et même ouvrir les paupières peut être au-dessus de leurs forces. Ils savent aussi que la paralysie peut survenir si soudainement qu'elle les empêche de faire les quelques pas qui les séparent du téléphone pour appeler les secours, d'aller ouvrir la porte pour les laisser entrer, et que même taper d'un seul doigt sur le bouton d'appel peut devenir impossible. Comme s'ils avaient reçu une flèche amazonienne imprégnée de curare. Ils savent et ils vivent comme ça, leur sort est suspendu à ces menaces et ils y sont habitués.

Myasthenia gravis. Myasthénie. Maladie d'Erb et Goldflam. Production d'anticorps bloquant la transmission de l'influx entre nerf et muscle, empêchant la lecture du message nerveux par le récepteur musculaire. Maladie de la synapse, maladie de deux âges de la vie, l'adolescence et la soixantaine. Une fois sur trois pour des raisons obscures, elle est associée à une tumeur du thymus, un organe situé au milieu du thorax, riche de propriétés immunitaires et s'atrophiant spontanément au cours de l'enfance. Qu'importe tout cela ! Il ne faut se souvenir que des points essentiels. Oui, la transmission entre le nerf et le muscle peut être restaurée par des médicaments puissants. Ils améliorent la force en quelques minutes mais à haute dose ils possèdent aussi l'effet paradoxal de pouvoir provoquer une paralysie totale. Oui, les tumeurs du thymus sont fréquemment bénignes, prenant la forme de résidus minimes, mais elles peuvent aussi évoluer comme un cancer lentement invasif, s'étendant de proche en proche, en métastases successives. Les prévisions sont difficiles…

La myasthénie de Pauline débuta à l'âge de seize ans, deux années après qu'on eut découvert, enchâssée au milieu des vaisseaux de son thorax, une tumeur aux contours inhomogènes et spiculés. Elle fut opérée quelques jours avant son quatorzième anniversaire. Une grande incision latérale entre deux côtes, une dissection difficile et une exérèse malheureusement incomplète. Le chirurgien ne voulait pas prendre de risque. C'était une masse de quelques grammes accrochée entre les gros vaisseaux, aorte et veine innominée, un thymome aux caractéristiques inclassables, ni cancer ni prolifération bénigne, une inconnue pour le futur. Il n'y eut aucun problème postopératoire. La convalescence fut courte, Pauline était une jeune fille solide et volontaire. Elle reprit sa scolarité et ses activités sportives. Elle était bonne élève, elle nageait bien et vite. Deux ans plus tard, elle entra dans la maladie par une dégradation très progressive qui diminua d'abord la force de ses jambes et la clarté de sa vision. Avant la fin de l'heure de classe, elle voyait double. En éducation physique, ses performances se dégradaient. Elle n'en dit rien, elle ne se plaignit pas et ses parents ne s'en rendirent pas compte. C'était simplement la fatigue, elle faisait trop de sport. Il fallait qu'elle se repose un peu. Pauline ne changea pas ses habitudes, n'abdiqua rien de ses désirs. Elle voulait vivre comme les autres. Un jour, à la piscine, elle s'asphyxia à la fin d'un cinquante mètres brasse. Le Samu nous l'amena pour une noyade accidentelle.

La maladie de Maurice commença différemment. Elle débuta à l'âge de dix-sept ans au décours d'une anesthésie. Il souffrait de dents de sagesse incluses et il avait choisi d'être endormi et intubé pendant que le stomatologue arracherait une à une ses molaires postérieures. Il n'y eut aucune difficulté chirurgicale, mais une fois transféré dans la salle de surveillance postopératoire, il ne se réveilla pas. En réalité, il trompait son monde, il ne dormait plus. Il était parfaitement conscient et lucide mais incapable du moindre mouvement. Pendant l'intervention, l'anesthésiste avait injecté un curare pour obtenir le relâchement de ses mâchoires, une flèche amazonienne qui avait annihilé toutes les transmissions entre nerfs et muscles. Son état mimait une mort cérébrale. Aucune réponse à toutes les stimulations, une paralysie oculaire complète et l'absence de toute respiration spontanée. Le collègue testa les réflexes, essaya les pincements douloureux, éclaira les pupilles d'une lumière brutale, il compta et recompta les points du score de Glasgow qui mesure la profondeur d'un coma. Comme il n'en retrouva que trois sur quinze, il se résolut au pire. Cela ne pouvait être dû au curare de courte durée d'action qu'il avait injecté trois heures auparavant. Il transféra Maurice en réanimation en évoquant la possibilité d'un accident vasculaire cérébral survenu pendant l'intervention.

Le diagnostic de la myasthénie est difficile dans ces situations inhabituelles, ces débuts atypiques ou suraigus. Il faut y penser lorsqu'une paralysie des quatre membres ou une asphyxie brutale survient sans explication évidente. La confirmation du diagnostic nécessite d'employer un petit appareil. On utilise une décharge électrique pour stimuler un nerf et on mesure la contraction du muscle qui en dépend. L'examen n'est pas très agréable, la stimulation est un peu douloureuse, mais la valeur du test est très élevée. La myasthénie porte bien son nom, c'est une fatigue musculaire. Il faut la révéler. En stimulant de façon répétitive, on mesure la dégradation anormale de la contraction musculaire. En pratique, cinq stimulations successives à intervalles brefs d'un nerf du poignet et cinq mesures successives de la contraction du pouce. La diminution de la contraction entre la première et la cinquième est le signe du blocage de la transmission ; c'est un décrément très caractéristique.

Pauline avait inhalé l'eau de la piscine. Elle présentait un œdème pulmonaire grave. Il fallait attendre qu'il se résorbe, espérer qu'il ne s'infecte pas et la laisser endormie sous ventilation assistée plusieurs jours. Lorsque nous l'avons réveillée, elle était incapable de la moindre activité musculaire. Nous savions qu'elle avait été opérée d'un thymome et que la myasthénie qui peut l'accompagner se déclare souvent avec retard, plusieurs mois ou années plus tard. C'était facile d'y penser. Pour Maurice, l'évocation du diagnostic relevait de l'élimination systématique. Il n'avait pas d'antécédents. Une fois confirmée l'absence de lésions du cerveau ou de la moelle épinière, il restait la possibilité d'une atteinte périphérique nerveuse ou musculaire pour expliquer l'abolition de toute motricité. Dans les deux cas, nous avons fait le test de stimulation vers le quatrième jour et sa positivité fut indiscutable. L'injection de prostigmine, le médicament spécifique qui restaurait la transmission, fut suivie d'une amélioration spectaculaire. En cinq minutes, ils ouvrirent les paupières, ils purent bouger les yeux, ils purent serrer nos mains, leur respiration devint ample et efficace, ils purent déglutir et tousser. Nous avons pu enlever tous nos tuyaux. « C'est un miracle ! » dirent les parents de Maurice. « Est-ce une complication secondaire du thymome ? » demandèrent ceux de Pauline. Les premiers avaient tort, les seconds étaient bien renseignés.

C'est dans ces circonstances que j'ai fait la connaissance de Maurice et de Pauline, à quelques mois d'intervalle, en 1985. Encore adolescents, dépendant de leurs parents, sans expérience majeure de la vie, persuadés au fond d'eux-mêmes qu'ils auraient toutes les chances d'avoir une existence heureuse, l'un parce qu'il ne savait rien de ce qui l'attendait, l'autre parce qu'elle était confiante. Pauline était une jolie jeune femme brune, aux cheveux denses et bouclés, aux grands yeux noirs. Maurice était un jeune homme aux manières délicates, un visage et un corps longilignes, une chevelure aux reflets roux et des yeux verts qui lui donnaient un air un peu britannique. Elle apprenait la comptabilité dans une école spécialisée. Il était styliste stagiaire dans une entreprise textile de la région. Elle était fille unique et adorée car ses parents n'avaient voulu qu'un seul enfant. Il était fils unique et adopté car ses parents n'avaient jamais pu en avoir. Comme deux droites parallèles qui théoriquement ne pouvaient se rejoindre, ils ont ignoré leurs ressemblances pendant vingt ans. Pourtant leurs vies étaient entrelacées et je n'ai réalisé qu'avec beaucoup de retard les parentés symboliques des événements qu'ils ont vécus.

Les prévisions sont difficiles. Il a fallu suivre des centaines de patients pendant des années pour constater que la myasthénie flambe souvent au cours des deux premières années qui suivent son déclenchement. C'est pendant cette période qu'elle peut tuer et c'est cette instabilité qui rend les traitements difficiles et justifie d'être agressif. Ce fut le cas pour Pauline et Maurice. Les catastrophes n'ont pas tardé après leur première crise, ils revinrent en réanimation régulièrement, tous les deux ou trois mois, chaque fois pour des paralysies majeures qui les amenaient à l'étouffement et souvent près de l'arrêt cardiaque. Je les avais signalés au Samu pour qu'un appel venant de chez eux soit toujours considéré comme une urgence extrême. Le traitement leur avait permis de récupérer un peu de force dans les bras et les jambes, mais quand ils décompensaient, la paralysie se focalisait sur le diaphragme. Ils arrivaient chaque fois dans le même état, complètement aphones, incapables d'avaler leur salive, en sueur et cyanosés, et ne produisant plus qu'un filet d'air ténu.

Nous avons contrôlé les scanners. Celui de Pauline montrait toujours la présence d'un petit bout de tumeur qui remplissait un interstice derrière sa veine innominée. Celui de Maurice révéla l'existence, anormale à son âge, de quelques résidus minimes de son thymus d'enfant. Une exérèse chirurgicale n'était justifiée que par principe et précaution, et il y avait seulement une chance sur deux que cela améliore sa maladie. Il accepta la chirurgie, même mis au fait de ces incertitudes. Pauline refusa tout net une réintervention. Elle avait déjà une cicatrice de quinze centimètres qui barrait sa poitrine. Elle avait gardé de très mauvais souvenirs des douleurs postopératoires et, nous le lui avions dit, sa tumeur n'avait pas grandi.

Maurice fut opéré et cela n'eut aucun effet sur ses crises musculaires. Malgré mon insistance et celle de ses parents,

Pauline persista plusieurs années dans son refus. Ils continuèrent tous les deux d'aller de crise en crise. Nous y étions habitués. Une fois qu'ils étaient intubés et ventilés, il fallait procéder à l'intensification transitoire de leur traitement, épurer les anticorps qui bloquaient leurs transmissions, inonder leur plasma de globulines régulatrices, équilibrer les drogues qui restauraient leurs forces. Cela prenait six à dix jours pendant lesquels ils supportaient en pleine conscience les tuyaux dans la gorge et les cathétérismes. Puis leur état s'améliorait. La force de leurs muscles revenait. Ils pouvaient respirer seuls. Nous enlevions les suppléances et les sondages, et ils pouvaient parler, déglutir et manger de nouveau. Ils connaissaient le service par cœur, l'architecture des chambres, les horaires des visites et des soins. Le personnel soignant les appelait par leurs prénoms et les tutoyait. Ils avaient leurs préférences, leurs préférés…

Je ne crois pas que pendant toutes ces années, ils aient été admis aux mêmes moments. Maurice décompensait au décours de petits épisodes infectieux, un rhume, une otite, une gastro-entérite. C'était le prix à payer pour le traitement immunodépresseur qu'il devait suivre. Pauline s'aggravait brutalement sans prodromes et souvent quand elle avait ses règles. Leur vie n'avait plus rien de normal. Il était hors de question qu'ils se déplacent et qu'ils travaillent. Ils vivaient presque cloîtrés. Maurice continuait de dessiner des patrons dans sa chambre d'adolescent. Pauline acceptait de petits travaux de comptabilité à domicile.

C'était écrit dans les livres. Avec le temps, leur maladie devait s'améliorer et ne plus dévaster aussi souvent leurs capacités respiratoires. Ce fut le cas pour Maurice au cours des années qui suivirent. Ses crises s'espacèrent. Il suivait très strictement son traitement de fond, une accumulation de comprimés et de gélules à prendre au long de la journée. Il grossit de quinze kilos à cause de la cortisone. Il ne se plaignait pas. Une fois stabilisé, il put être embauché par une entreprise d'intérim. Il avait gardé toute son habileté pour le dessin et la coupe des tissus. Pour Pauline, rien ne changea. Elle suivait bien le même traitement, elle en portait les mêmes stigmates, mais ses crises étaient toujours fréquentes. Tous les cinq à six mois, elle revenait dans le service en urgence, chaque fois dans le même état catastrophique, et nous avions chaque fois plus de difficultés à restaurer ses forces. Cela dura presque dix ans. Son scanner annuel ne montrait rien de plus. La tumeur était toujours présente et ne grossissait pas. Elle refusait toujours une réintervention…

Ce jour-là, Pauline m'a téléphoné pour me voir en urgence. Elle s'est assise en face de moi, dans le cabinet de consultation. Elle a quelque chose à me dire. Elle est venue seule, comme elle le fait depuis quelques années. Elle ne veut plus que ses parents portent le poids des décisions. « C'est ma vie », dit-elle. Elle ne va pas trop mal en ce moment. Je ne sais pas encore si c'est une accalmie trompeuse ou le début d'une quiescence. Elle m'explique tranquillement que sa force musculaire est meilleure et qu'elle respire mieux depuis qu'elle a rencontré un garçon et qu'ils ont décidé de se marier. C'est un ancien camarade de collège qu'elle a retrouvé, comme par hasard, enfin, elle ne sait pas trop, le hasard semble parfois faire curieusement les choses. Il est venu chez elle, ils ont partagé des moments. Il sait ce dont elle souffre et tout ce qui l'attend. C'est ce qu'elle me dit. Il l'aime. Elle veut l'épouser. Et donc, bien sûr, elle veut mettre les choses au clair, se donner les meilleures chances. Elle est d'accord pour qu'on l'opère une nouvelle fois. Et comme il y a plus de quinze mois qu'elle a fait son dernier scanner, elle a pris rendez-vous elle-même pour refaire un contrôle. Le radiologue m'enverra le compte rendu et elle veut que j'arrange une consultation avec le chirurgien, celui qui s'est occupé d'elle quand elle avait quatorze ans. Elle dit qu'il doit bien connaître son corps, qu'elle se souvient de lui comme d'un homme doux et sympathique. « Vous comprenez, dit-elle, maintenant je suis d'accord, vous ferez tout ce qu'il faut ? Après l'opération, je veux venir ici, en réanimation. »

Ce jour-là, elle était tout à fait irrésistible, habitée d'une confiance nouvelle. Quinze jours plus tard, j'ai reçu le compte rendu de son scanner. Il montrait l'apparition de métastases multiples au niveau du poumon et de la plèvre.

Maurice est revenu me voir à peu près à la même époque, c'était en 1995. Pour une consultation systématique. Il est venu seul en conduisant sa voiture. Depuis quelques semaines, il va bien mieux. Il tient dans la main une enveloppe blanche aux rebords torsadés. C'est une invitation. Il vient me dire qu'il quitte le domicile de ses parents et s'installe dans un appartement. Il veut que je vienne à la fête qu'il va donner pour l'occasion. Il y a beaucoup d'émotion dans sa voix. Il veut savoir ce que j'en pense. Je le félicite, je suis heureux pour lui, je lui dis que je viendrai. C'est normal, on se connaît depuis longtemps. Je sais qu'il m'appelle son « sauveur » depuis quelques années. Il me l'a encore dit en riant. Il a toujours la même façon de rire. Là, c'est différent. Il est sérieux. Il a quelque chose à ajouter.

« Si vous venez, il ne faudra pas vous étonner.

– M'étonner de quoi, Maurice ?

– Ben… Vous voyez, je ne m'installe pas tout seul. Je suis avec quelqu'un. »

Il est gêné par ce qu'il vient de dire, il a rougi. En terminant sa phrase, il a tourné son torse vers la fenêtre en écartant ses deux bras avec une souplesse élégante. Il veut exprimer quelque chose. Je me rends compte que jusqu'à présent, cela ne m'avait pas frappé : c'est vrai, il a des gestes délicats, il est doux et apprécié des femmes, il les comprend, il s'habille souvent de couleurs pastel et de vêtements aux motifs compliqués. Cela me semblait logique chez un styliste de mode. J'insiste un peu, je ne voudrais pas me tromper. Alors il m'explique en souriant que bien sûr, c'est évident, non ? J'ai bien dû m'en rendre compte ? C'est avec un garçon, avec un homme, qu'il va s'installer dans cet appartement ; lors de la fête, il ne faudra pas m'étonner, il y aura surtout des garçons et pas beaucoup de filles…

Je l'ai rassuré, cela ne me posait aucun problème. Heureusement, nous avions appris depuis longtemps à ne pas nous formaliser des préférences sexuelles de nos patients. Eux ont encore souvent quelques difficultés à nous les exposer. Nous ne faisons qu'en prendre connaissance comme une de leurs caractéristiques.

« Eh bien, ne te fais pas de souci, Maurice, il n'y a rien qui me gêne dans tout ça.

– Ah, c'est bien. Merci. Merci… Mais je voudrais savoir. Vous pensez qu'il y a des risques ?

– Des risques pour quoi, pour la myasthénie ?

– Ben oui, à cause du traitement, de la cortisone, les infections… Si je suis avec un garçon, vous voyez… »

Je voyais très bien ce qu'il tentait de m'expliquer. Il ne courait pas plus de risques. Il y avait seulement des précautions à prendre. Il les connaissait, il me l'a certifié. Je crois qu'il est reparti plus détendu et plus confiant…

La réintervention de Pauline se déroula parfaitement. Le chirurgien enleva la tumeur restante et réséqua les métastases une à une. Elle passa les suites opératoires dans le service et put sortir en quelques jours. Sa myasthénie s'améliora très vite. Elle se maria trois mois plus tard. Maurice continua de progresser et je le vis moins souvent. Malgré ma promesse, je n'ai pas pu me rendre à la fête qu'il donna et je n'ai pas rencontré son compagnon.

Ils vivent. Ils sont heureux, il me semble. Les années passent. Leur maladie devient quiescente, en rémission, ou est peut-être en train de guérir. Il faut attendre pour en être certain. Je ne les vois plus qu'une ou deux fois par an pour adapter leur traitement, rechercher les effets secondaires, contrôler l'efficience de leurs fonctions. Pauline vient avec son mari. Il reste silencieux pendant toute la consultation.

Il la regarde, il l'aide à se déshabiller, à s'installer sur le lit, il range le classeur où s'accumulent en ordre chronologique les courriers et les résultats d'examens glissés dans des intercalaires en plastique transparent. Il note les rendez-vous et les changements thérapeutiques. Il garde les ordonnances.

Maurice continue de venir seul. Il ne souhaite pas me donner de détails sur sa vie affective mais, je le vois bien, il cache encore ses préférences. Il travaille, il gère seul son traitement en adaptant les doses de ses médicaments aux besoins qu'il ressent. Il participe à des soirées, des rencontres, des réunions qui finissent tard dans la nuit, et cela l'oblige à avaler des comprimés supplémentaires. Il a beaucoup d'amis, m'explique-t-il, et je l'en félicite.

Les années passent. Pauline et Maurice ne viennent plus en hospitalisation. Le personnel soignant, qui change souvent d'affectation, finit par ne plus les connaître. Le siècle se termine. Rien ne bouleverse vraiment le déroulement des événements du monde et les malheurs des hommes. À l'hôpital, les réformes se succèdent tous les deux ou trois ans, les tutelles changent au gré des alternances et des arrangements politiques. La santé est une affaire sociale. La gestion financière devient la préoccupation majeure des administrations. Les directions changent. Les statistiques s'affinent. La recherche progresse mais la myasthénie reste orpheline : aucun progrès thérapeutique, aucun médicament plus efficace.

C'est maintenant, après vingt ans, qu'ils vont mourir, maintenant que leurs ressemblances vont devenir évidentes.

Les événements se précipitent. Pauline décide d'avoir un enfant. Elle y parvient sans difficulté, malgré mes prévisions. Sa grossesse se déroule sans complications, mais elle accouche d'un enfant mort. Aucune explication n'est retrouvée. Il a grandi et grossi normalement, il n'a aucune malformation. Son autopsie ne montrera rien d'anormal. Il est mort in utero, vingt-quatre heures avant le terme, comme s'il refusait d'exister. Pauline n'a pas perçu à temps la disparition des mouvements et des battements du cœur de son enfant. Elle se sent coupable et s'accuse de négligence. Elle est anéantie, mais contre toute attente, sa myasthénie s'améliore dans les mois qui suivent. Je peux diminuer les doses de ses traitements, arrêter la cortisone. Sur son scanner, toutes les images pathologiques semblent avoir disparu. Sa force est revenue. Dix-huit mois plus tard, elle décide d'une nouvelle grossesse et la mène à son terme. C'est un garçon. On devine qu'il aura les mêmes yeux que sa mère. Il est parfait, il va vivre longtemps, c'est certain, il effacera peut-être le souvenir de la mort de son aîné.

Est-ce une vengeance ? L'état de Pauline se dégrade en quelques mois. Plus son enfant grandit, plus la maladie de sa mère se réactive. Ce n'est pas la fatigue. Le mari de Pauline assure toutes les tâches difficiles. Lorsque l'enfant atteint l'âge de deux ans, la myasthénie décompense comme si tout recommençait. Les paralysies aiguës se succèdent. Malgré la reprise des traitements immunodépresseurs, Pauline est réadmise trois fois pour des crises respiratoires. Elle maigrit. Son dernier scanner va montrer la réapparition de métastases de grande taille, disséminées, bilatérales, débordant du poumon et de la plèvre à travers le diaphragme.

Maurice appelle au secours un jour de mai. Six mois auparavant, au cours d'une des soirées particulières auxquelles il participe, il a été violé par un homme beaucoup plus fort et plus âgé que lui. Il n'a pas pu se défendre. Il n'en avait pas la force. Il m'a tout raconté lors d'une consultation. Tout est sa faute, dit-il, il n'aurait jamais dû se rendre à ces soirées. Maintenant il se retrouve tout seul, son compagnon l'a quitté parce qu'il n'a pas supporté de savoir qu'un autre avait disposé de son corps. Il a cru qu'il s'était laissé faire. Et dans les six mois qui suivent, sa myasthénie s'aggrave. Il augmente progressivement les doses de ses médicaments mais rien n'y fait. Il est épuisé, fébrile, il voit apparaître des ganglions sous sa mâchoire, dans le creux de ses aisselles et dans les replis de l'aine. Ses forces le quittent. Il double, puis triple les doses de prostigmine. Il sait bien que c'est très dangereux. Et ce jour-là, quinze minutes après la première prise du matin, il tombe, il ne peut plus marcher, réussit à se traîner jusqu'au téléphone et appelle le 15. Il ne peut déjà plus rien articuler. Il ne respire plus. Les pompiers ont enfoncé la porte d'entrée de son appartement. Le médecin du Samu a constaté l'arrêt cardiaque. Il a tenté de le ressusciter mais son cœur est reparti trop tard…

Ils meurent à quelques jours d'intervalle dans deux chambres distantes de quelques mètres. Pauline est parfaitement consciente. Son corps n'est plus qu'une plaie, couvert d'hématomes et d'escarres. Elle pèse moins de trente kilos.

Elle n'a plus aucun contrôle de ses sphincters. Sur les clichés radiologiques, ses poumons sont opacifiés par l'extension des métastases. Ses os sont devenus transparents, dissous par l'ostéoporose. On voit très bien les traits de fracture spontanée de ses vertèbres. Elle a perdu ses longs cheveux bruns. Elle discerne à peine les objets, elle voit flou à cause de la cataracte qui opacifie son cristallin. Je serre sa main, je caresse sa joue, j'essuie ses larmes et la sueur qui perle sur sa peau. Elle veut parler. Elle supplie. Elle articule distinctement. « Laissez-moi partir… Je n'en peux plus… Laissez-moi partir… » Elle persiste, elle répète la même phrase, son souffle est ténu, sa voix presque inaudible. Elle craint peut-être que je décide d'un traitement actif et tente quelque chose, mais je n'ai plus d'armes, plus rien pour la sauver. Je ne peux plus que lui répondre oui et l'endormir.

Elle n'a pas voulu voir une dernière fois son petit garçon. Ce n'était pas un spectacle à imposer à un enfant. Elle veut que son mari et ses parents soient auprès d'elle. Pour dire au revoir, comme l'expriment les familles dont le proche va mourir. Comme si chacun avait la certitude de retrouvailles. Nous l'avons endormie. Il a suffi d'une petite dose de sédatifs pour qu'elle perde conscience. En la voyant agoniser, je me remémorais les vingt années passées, je me souvenais de ses paroles décidées, de ses regards et de ses sourires, je revoyais son corps que j'avais tant de fois martyrisé. J'entendais sa voix et ses éclats de rire. Quand elle mourut, son visage retrouva toute sa beauté.

Maurice est en mort cérébrale. Son cœur est reparti trop tard et son cerveau sans oxygène ne l'a pas supporté. Il est là depuis trois jours avec tous les stigmates du coma dépassé. Il n'y a presque plus d'ondes électriques à la superficie de son cerveau. Il ne passe plus rien dans les neurones de son cortex. Son corps est agité de secousses cloniques incessantes qui surviennent dès qu'on le stimule, pour un bruit, pour un rien. Nous avons arrêté les traitements de sa myasthénie et curieusement, lorsque les secousses se déclenchent, la force musculaire qu'il déploie est supérieure à la normale. Il faut l'attacher dans son lit. La machine souffle dans ses poumons. Les moniteurs montrent la régularité de ses battements cardiaques. Il urine. Son bilan biologique est excellent, mais son cerveau est détruit. À cause de son amaigrissement, de sa fièvre et des ganglions anormaux, nous avons vérifié ses réactions sérologiques. Le diagnostic est positif. Le VIH est dans son sang. Il a contracté le sida.

Ses parents sont là qui ne savent rien. Depuis longtemps, Maurice m'a fait promettre de ne rien dire, rien de ses préférences, rien des soirées festives auxquelles il participe et rien du viol qu'il a subi. Je doute un peu que sa mère n'ait pas compris qu'il vivait des événements particuliers, mais elle dissimulait probablement ses certitudes. Maurice m'a dit que son père ne pourrait supporter d'être mis au courant du viol. C'est un homme entier, sévère, pétri de rigueur et de principes. Il voudrait le venger. Il a gardé des armes chez lui. C'est un ancien officier de gendarmerie aujourd'hui retraité. Il a été militaire en Algérie. Il y a vécu des moments difficiles. Je me souviens qu'un jour où il avait accompagné Maurice en consultation, il m'avait dit avoir cru reconnaître dans la salle d'attente un des harkis qu'il avait commandés pendant la guerre. Il n'avait pas osé se présenter car l'homme était entouré de toute sa famille et tous étaient en pleurs. Ce n'était pas le moment des retrouvailles. Je m'en souviens précisément, c'était le jour de la mort de Lakhdar. Je ne sais pas ce qu'auraient pu se dire les deux pères en de telles circonstances, l'un amenant son fils qui survivait, l'autre pleurant celui qui venait de mourir.

Maintenant, devant moi, c'est le père de Maurice qui pleure en silence. Je ne lui ai rien dit des dernières semaines de la vie de son fils, rien du viol, ni du sida. Il ne saura pas que la paralysie qui a tué son fils a été déclenchée par les doses démesurées de médicaments qu'il absorbait. Je lui explique seulement qu'il n'y a plus aucune chance de le voir revenir à la vie. Je vois bien qu'il doute de mes paroles. Même si l'on se connaît un peu, même s'il sait très bien les liens qui m'attachent à son fils, il doute quand même. Il finit par s'exprimer et tout de suite avec force.

« Vous faites le maximum ? Vous ne pouvez vraiment rien faire de plus ? » Et comme je commence à lui répondre, il me coupe la parole : « Excusez-moi, mais avec tout ce qu'on entend dans les radios, tout ce qu'on nous montre à la télé, on finit par ne plus avoir confiance. Vous le réanimez… vraiment ? Vous dites qu'il est en mort cérébrale, vous en êtes certain ? Ce n'est pas seulement son corps que vous voulez ? »

Je sais ce qu'il ressent. La nécessité de faire confiance, l'impossibilité de vérifier si ce que je lui dis est la réalité, la dépendance complète à des résultats d'examens qu'il ne comprend pas bien, et en même temps la soumission forcée et la révolte et l'espoir d'une erreur. Et il attend la suite, il a compris ce que je vais lui dire, que continuer ne sert à rien parce que Maurice est déjà mort. Mais il pense qu'il mourra vraiment quand nous arrêterons les suppléances et qu'alors il n'y aura plus de doute, il n'y aura plus qu'un fait. C'est comme la conclusion d'un raisonnement circulaire. Vous voyez, je détiens ce pouvoir, je vous dis qu'il est mort et j'arrête ses traitements et puisqu'il meurt c'est que j'avais raison. Je sais la confiance qu'il faut susciter pour refouler ces doutes. Alors je recommence toutes mes explications. La mère de Maurice a compris. Elle n'a plus aucune révolte en elle. Cela fait des années qu'elle sait que cela peut arriver à son fils. Elle l'a vu tant de fois au bord de l'asphyxie. Maintenant, elle est gênée par l'attitude de son mari. Elle bredouille des excuses et elle pose la question que j'attends. Et je sais que je vais leur mentir.

« Vous savez, docteur, Maurice m'en avait parlé. Il avait peur de mourir comme ça, d'un coup, paralysé. Il m'a dit que si son cœur s'arrêtait et s'il restait dans le coma, il était d'accord pour qu'on prenne ses organes. »

J'ai menti. J'ai dit que ses fonctions vitales avaient trop souffert, qu'il n'était pas possible d'envisager un prélèvement d'organes, que ses traitements l'interdisaient. J'ai tenu mes promesses. Ils n'ont rien su du viol et rien du sida qui expliquait les ganglions visibles sous la peau de Maurice, la dégradation de son état et la certitude qu'il avait acquise de ne plus supporter deux maladies mortelles. Et il m'est revenu brutalement en mémoire l'une des phrases que

Maurice avait prononcées lors de ma dernière consultation : « Il ne faudra pas m'en vouloir. » Et comme je ne comprenais pas ce qu'il voulait dire, il avait ri de ma perplexité. Il avait toujours la même façon de rire.

Bien sûr, tout n'est qu'une accumulation de coïncidences ou n'est dû qu'à la concentration des malheurs de quelques-uns en un même lieu et en même temps. Pourtant, il n'est pas interdit de chercher un sens à de simples hasards. Est-ce déraisonnable d'interpréter les faits comme des arrangements symboliques ? Lorsque la maladie de Pauline semble se dégrader en proportion de la croissance de son deuxième enfant, est-ce la culpabilité de n'avoir pas décelé la souffrance du premier qui en réactive la dissémination ? N'y a-t-il aucun lien entre les deux ? Et pour Maurice, est-ce le viol qu'il a subi, le sida qu'il a contracté, ou est-ce le résultat de sa faiblesse, la faute de son impuissance ? Qui sont les responsables ? L'enfant qui refuse de vivre ? Le criminel qui souille un homme désarmé ? Pourquoi a-t-il fallu qu'après vingt ans, la maladie les rattrape et les anéantisse au même moment après qu'ils eurent subi des agressions symboliquement si proches ? Ce sont probablement des liens étroits. Ils unissent les agressions psychiques que la vie nous impose et les désordres physiques, les multiplications cellulaires et les capacités de cicatrisation des maladies. Mourir de chagrin, d'angoisse, d'envie, de terreur, c'est bien possible. Il y a des mécanismes obscurs, des relations qui nous échappent.

Le miroir

La Deûle est une rivière presque complètement canalisée. Elle prend sa source dans le Pas-de-Calais, près du pays minier, qu'elle traverse en coulant vers le nord. Au Moyen Âge, on l'appelait la Noiraude. Avec l'apport de quelques affluents, elle se transforme en une large voie d'eau qui permet la navigation des péniches de grand gabarit. Celles qui, au siècle dernier, emportaient le charbon vers la mer et les usines sidérurgiques. Tout au nord, l'eau de la Deûle se mélange à la Lys et enrichit l'Escaut, jusqu'à Anvers. Mais avant, plus au sud, elle traverse Lille de part en part, après avoir accumulé au long de ses cinquante kilomètres les miasmes toxiques des rejets industriels. Il a fallu vingt ans pour la dépolluer. Il y a encore aujourd'hui dans ses eaux des nitrites à haute concentration. On y pêche de nouveau des poissons, qu'il ne faut pas manger. En bordure de la ville, un bras se sépare du canal principal, près du champ de Mars et de la citadelle construite par Vauban. Un bel ouvrage défensif, encore utilisé pour servir de garnison. Il est cerné de bois, de chemins et de petits étangs, très prisés des promeneurs du dimanche. Pour accéder à cet endroit, il faut traverser la rivière en passant sur un pont, le pont du Petit-Paradis. C'est comme ça qu'il se nomme.

C'était en 1982, au mois de novembre. Un de ces automnes pourris, froids et pluvieux pendant lesquels le soleil peut ne pas se montrer pendant plusieurs semaines. Il n'y a pas de vent, peu de pluie, seulement de la bruine et un couvercle gris qui stagne dans un ciel bas. C'est un temps qui noircit les humeurs, déclenche des lassitudes. Brel a très bien chanté ça.

Il y eut ces jours-là une succession bizarre de bourrasques dissipant les nuages et d'accalmies prolongées sans éclaircies. Le thermomètre enregistra des variations brutales. À la fin du mois, l'humidité retomba sur la ville, un brouillard épais, presque matériel, palpable, intégrant des remugles, des odeurs fortes qui venaient des rejets des cheminées d'usine. Il y en avait encore beaucoup à cette époque qui envoyaient dans l'atmosphère leurs dérivés empoisonnés. Bref, ce jour-là, on ne voyait plus grand-chose, on se serait cru à Londres, le smog avait une telle densité qu'on pouvait se cogner aux passants dans la rue. Les lampadaires de l'éclairage public diffractaient une lumière blafarde au-dessus des têtes.

Un peu avant le pont du Petit-Paradis, la rivière est longée par deux routes étroites, rive gauche, rive droite, la première bordant le bois de la Citadelle, la seconde les immeubles de la ville qui s'étend jusque-là. C'est juste à cet endroit, dans un petit virage, que cela s'est passé. Un témoin a vu déboucher une voiture, une petite Peugeot grise, descendant vers le pont, ne roulant pas très vite. Sans raison apparente, elle a quitté la route, a traversé le bas-côté et elle est tombée dans le canal. Le brouillard avait atténué le bruit. Même au bord de la rive, l'homme n'avait pu distinguer que les contours flous de l'automobile qui s'était enfoncée dans l'eau, lentement et d'abord par l'avant.

Les secours sont arrivés très vite. La caserne des pompiers n'était pas située très loin. On avertit la brigade fluviale. Le régulateur du Samu prévenu par la police envoya sur les lieux l'équipe disponible. Sur place, deux passants s'étaient jetés à l'eau pour tenter quelque chose mais avaient rapidement renoncé. La voiture avait coulé, même le coffre affleurant à la surface n'était pas perceptible. L'eau était noire et poisseuse, il y flottait des immondices et des pellicules de mazout. Le brouillard masquait tout, le bord de la route, le bas-côté herbeux, les berges du canal. On ne distinguait plus, juste avant le virage, le panneau qui signalait le danger, *Attention canal!* assorti d'un dessin explicite. Il n'y avait aucune barrière de sécurité. Quand l'équipe du Samu est arrivée, le médecin et l'infirmier sont descendus de l'ambulance et ils se sont précipités en portant leurs valises de secours. Ils sont tombés directement à l'eau. Les passants alertés par les sirènes et les gyrophares les ont vus lâcher leurs valises et nager vers la berge en criant. Ils s'accrochaient au bord, transis, recrachant l'eau qu'ils avaient avalée.

Au total, il y eut sur les lieux quatre ambulances, deux équipes du Samu envoyées en renfort, une caserne entière de pompiers secouristes, une grue, la police. Dans la voiture, les plongeurs découvrirent à l'arrière un enfant de quatre ans, attaché sur son siège auto. À l'avant, une jeune femme, bloquée entre siège et volant, le visage à moitié immergé, une plaie ouverte sur le crâne dont le sang se diluait dans l'eau. L'automobile reposait au fond du canal, une bulle d'air s'était formée près du toit. Les plongeurs purent extraire assez vite les deux passagers pendant que d'autres remontaient le médecin et l'ambulancier sur la terre ferme.

L'enfant était mort, la femme en arrêt circulatoire. Mais elle manifestait encore quelques spasmes respiratoires et sur place, après massage cardiaque, intubation, injection de tonicardiaques, elle récupéra en vingt minutes une tension artérielle et un pouls régulier. Ils l'amenèrent en réanimation.

Peu importe son histoire médicale, rien que du très classique, l'inhalation massive d'une eau douce et polluée, l'addition d'un œdème pulmonaire, d'une ingestion de toxiques industriels et d'un trauma crânien. Nous avons fait comme d'habitude, poursuivi la ventilation mécanique, soigné l'œdème et l'infection, suturé la plaie du front et mis le cerveau au repos pour quelques jours. Nous n'avions pas grand-chose pour apprécier le degré des lésions neurologiques qu'elle avait pu constituer. D'après ce que nous avaient dit les urgentistes, elle était restée vingt-cinq minutes bloquée dans la voiture, partiellement immergée, la bouche ouverte et comateuse.

No flow, reflow, vous connaissez ce que nous appelons l'anoxie cérébrale, le résultat de la suppression de l'apport au cerveau de sang et d'oxygène. On dit qu'il faut trois minutes pour que surviennent des lésions cérébrales importantes, mais tous les réanimateurs ont en mémoire des patients survivants qui n'ont pas présenté de séquelles malgré des durées d'anoxie plus prolongées. Et ce jour-là, il y avait l'air froid et humide, l'eau glaciale, l'hypothermie qui avaient pu la protéger. Le journal *The Lancet* avait publié le cas d'un adolescent tombé en plein hiver de la passerelle d'un ferry en mer du Nord, et retrouvé noyé quarante minutes plus tard, en état de mort apparente et complètement froid. Il avait survécu et sans aucun dommage. *No one is dead until warm... and dead.* On ne peut conclure à la mort qu'après avoir réchauffé la victime. C'était la conclusion qui s'imposait. Le froid peut permettre la survie. Là, vingt-cinq minutes de submersion, vingt minutes d'arrêt circulatoire, c'était quand même très long. La probabilité était forte qu'il survienne un coma ou un état végétatif irrémédiables. Le scanner montrait un œdème cérébral sans lésions traumatiques, l'encéphalogramme déroulait des tracés aplatis et des ondes anormales, nous n'avions aucun argument pour prédire l'évolution, ni dans un sens ni dans l'autre.

La police fit une enquête. Ce n'était pas un accident dû au brouillard. Aucune trace de freinage n'avait pu être retrouvée, ce qui corroborait le témoignage du seul témoin présent. Le véhicule avait été sorti de l'eau et il n'y avait pas de preuve d'un quelconque dysfonctionnement pouvant expliquer une sortie de route. Le véhicule était récent, les freins étaient en bon état, la direction ne présentait pas de défaut apparent. Ce n'était pas un accident.

L'enfant se nommait Antoine, c'était un prénom à la mode. Son autopsie montra qu'il était mort noyé, les poumons inondés, mais aussi qu'il avait absorbé un somnifère, à doses insuffisantes pour expliquer sa mort. La femme qui conduisait était sa mère, et à son domicile, les policiers avaient trouvé, posée sur le buffet de la cuisine, une feuille de papier brouillon, comme une lettre sans destinataire, où étaient griffonnés quatre mots : « Je n'en peux plus... » Il fallait se rendre à l'évidence d'un suicide prémédité où elle avait précipité son fils après l'avoir drogué. C'est ce qu'ont dit les policiers.

Les premiers signes de son éveil sont apparus après le dixième jour, une fois diminuées les doses de sédatifs. Des mouvements anarchiques, des réactions à la douleur, des pupilles qui se contractaient à la lumière. Nous avons attendu. Pendant deux semaines, il n'y eut rien de plus, nous l'avons trachéotomisée pour la protéger des fausses routes et pour qu'elle respire plus facilement. Le scanner s'était normalisé, l'encéphalogramme était meilleur. Elle ne présentait aucune complication. C'est un mois jour pour jour après sa chute dans la rivière qu'elle s'éveilla complètement. Nous avons pu arrêter la ventilation, enlever la canule, l'asseoir dans son lit, puis la mettre au fauteuil.

Elle était totalement mutique. Elle n'était pas aphone, elle proférait des borborygmes, criait si on lui faisait mal, mais elle ne parlait pas. Elle paraissait absente, indifférente, évadée quelque part où nous ne pouvions l'atteindre. Les essais de dialogue que je tentais chaque jour se soldaient par l'absence de réponse. Son regard était imprécis, fuyant, désorienté, comme si elle avait été aveugle et elle ne l'était pas, je l'ai fait vérifier.

Elle était divorcée depuis plusieurs années et vivait seule avec son fils. Personne ne put jamais joindre son ex-mari qui avait émigré et semblait avoir disparu. Elle travaillait comme secrétaire dans un cabinet de juristes. Elle gagnait bien sa vie. Elle avait des amis. Elle voyait ses parents et leur confiait le petit garçon régulièrement. Quand ils vinrent dans le service, ils n'en tirèrent rien de plus. Pas un mot, pas un seul signe de reconnaissance, pas un regard. Ils ne comprenaient pas le motif de son geste. La veille encore de son suicide, elle les avait appelés au téléphone et ne semblait pas particulièrement triste, ni angoissée. Elle ne leur avait rien dit qui puisse laisser penser qu'elle préparait sa mort, elle prenait simplement de leurs nouvelles.

Je me demandais si elle avait perçu que son enfant était mort. Personne ne lui avait rien dit, j'avais exigé que nul n'en discute en étant dans sa chambre. Tous les soignants étaient catégoriques, ils avaient respecté ma demande et même quand ils tentaient de la faire parler, n'abordaient jamais le sujet. Ils en restaient aux stimulations habituelles : « Avez-vous bien dormi ? Avez-vous faim, avez-vous soif ? Est-ce que vous avez mal ? Est-ce que vous avez froid ? Voulez-vous que je vous masse ? » Et ils ne récoltaient que le silence et des regards indifférents.

Il y avait d'autres possibilités. Peut-être avait-elle eu le temps de voir dans le rétroviseur l'arrière de la voiture se remplir d'eau et submerger son fils, ou bien se doutait-elle de la mort de l'enfant parce qu'elle était lucide et qu'elle n'entendait pas sa voix, ne voyait pas son visage se pencher sur son lit, comme se penchait celui de ses parents. Ou encore, elle avait pu tout effacer de sa mémoire et ne savait plus qui elle était, comment elle se nommait, ni quelle avait été sa vie, comme si son cerveau avait été remis à zéro, dans son état originel, dépouillé de toutes ses expériences et de ses acquisitions.

Ce matin-là, j'ai démonté le petit miroir placé au-dessus du lavabo des vestiaires et je me suis rendu dans sa chambre. J'ai descendu les stores, allumé la lumière, je l'ai assise dans son lit sans rien lui dire. Elle avait eu sa toilette, elle sentait bon, elle était bien coiffée, on ne voyait même pas la cicatrice de trachéotomie, recouverte par le col de sa chemise. Je me suis assis sur le bord de son lit et j'ai posé le miroir face à elle, sur ses genoux.

Elle a parlé. D'abord ses yeux se sont fixés sur son reflet. Puis son regard a perdu son détachement habituel. Elle a eu une mimique, une moue, un haussement de sourcils, puis un sourire, comme si elle se reconnaissait. Elle a penché la tête, regardé autour d'elle, redressé le miroir que j'avais laissé s'incliner. Elle a touché sa peau, suivi des yeux le geste de sa main soulevant ses cheveux, découvrant le pansement de la plaie sur son crâne. Quelques instants plus tard, elle a parlé. C'était une voix d'enfant, une petite voix aiguë, les mots d'un garçon de quatre ans, qui répétait sur un ton de plus en plus impérieux qu'il voulait sa maman et qu'on lui rende sa peluche. C'est ce qu'elle répéta avant d'abaisser le miroir et de tourner la tête vers le mur.

Elle n'en a jamais dit plus, n'a jamais progressé. Elle incarnait son fils mort, parlait comme lui, se comportait comme lui, avec des gestes enfantins, les mêmes maladresses, les mêmes impatiences, les mêmes cris quand elle n'obtenait pas satisfaction. Elle mangeait comme un enfant, parfois avec les doigts, renversait son verre, ne savait pas couper sa viande. Elle voulait des sodas, des biscuits sucrés, refusait les épices. Elle dessinait des personnages en traçant des ronds approximatifs, posés l'un sur l'autre, avec des triangles pour les filles et des vestes à boutons pour figurer les hommes. Il y avait sur ses dessins des maisons, des nuages dans le ciel et toujours un soleil dont les rayons descendaient vers la terre. Je ne l'ai jamais vue représenter le tracé d'une rivière. Il n'y avait pas d'eau, jamais de pluie, pas de brouillard sur les feuilles qu'elle griffonnait.

Je l'ai transférée en psychiatrie. Elle y resta plusieurs années. Le psychiatre qui la soignait me donna régulièrement de ses nouvelles. Elle réapprit à vivre comme l'aurait fait son garçon de quatre ans. Progressivement, mois après mois, année après année, en refaisant toutes les acquisitions qu'il aurait faites, en apprenant à lire, à écrire, à compter, à se servir d'un crayon, d'un pinceau, des outils de la vie. Elle put sortir de l'hôpital, fut prise en charge par ses parents qui l'aidèrent à recommencer. Elle avait tout oublié de sa vie antérieure et ne se souvenait même pas de son prénom.

Les humains laissent derrière eux des signaux. Nous tentons de les interpréter. Nous essayons de faire des déductions logiques, de comprendre avec nos expériences et nos définitions. Ce sont des preuves fragiles. Il y a parfois des mécanismes simples, des moments suspendus qui imposent des gestes insensés. Elle n'avait écrit que quatre mots sur une feuille de papier. Le reste lui appartenait. Personne ne sut jamais pourquoi elle avait désiré mourir avec son fils. C'était un geste qui semblait sans motif, sans raison objective. Pourquoi s'était-elle décidée ce jour-là ? À cause de la chape de nuages bas qui s'étalait sur la ville, de l'absence de lumière, de cet automne désagréable qui s'étirait sans fin ? Simplement parce qu'elle était envahie d'une lassitude brutale ? Enfin pourquoi de cette façon, dans sa voiture, à cet endroit, dans le virage qui menait vers le pont et la citadelle ? Vers le pont du Petit-Paradis.

Enfin

La dernière lettre de Marie-Anne m'est parvenue avec plusieurs jours de retard, je ne sais pas pourquoi. Elle commençait par des nouvelles insignifiantes, comme si elle voulait retarder une annonce difficile. Cet hiver-là, il n'avait pas neigé sur l'Aubrac, mais il avait fait froid. Le vent avait soufflé pendant plusieurs semaines. Le toit du monastère avait perdu des tuiles. Elle allait bien. Elle m'écrivait pour une autre raison. Ahmed le jardinier avait disparu du monastère, au début du mois de février. On avait retrouvé son corps huit jours plus tard, dans une ravine qui coupait un plateau cerné de collines desséchées. Son cadavre était mal dissimulé sous un tas de pierres. C'est un berger qui l'avait découvert, égorgé, le cou fendu d'une oreille à l'autre. Il avait les yeux ouverts, paraît-il, dirigés sans doute possible droit vers le ciel. Une vengeance ultime après tant d'années. Est-ce possible ? On a dit à Marie-Anne que les habitants d'une ferme proche avaient entendu des hurlements pendant toute une nuit, des cris qui ressemblaient à un prénom de femme, cent fois répété, comme un appel incompréhensible…

Un autre jour… J'ai poussé la porte de la pharmacie du village. J'avais besoin de pansements. C'était pour de petites blessures. Un homme âgé que je n'avais jamais rencontré empaquetait des médicaments dans une sacoche crasseuse. Il parlait à la préparatrice d'une commémoration à laquelle il allait participer. Ce sont d'anciens soldats des campagnes lointaines, des survivants des attentats de Beyrouth de 1983 qui se réunissent une fois par an dans le village voisin. À chaque date anniversaire, ils ravivent le souvenir de leurs camarades ensevelis sous les décombres du Drakkar. Ils sont de moins en moins nombreux et leurs mémoires sont parfois défaillantes. Il pense que tout le monde les a oubliés. Je lui ai dit que je connaissais l'histoire, que j'avais croisé l'un des survivants et qu'il m'avait montré la photo de la main du soldat Mohamed. Il m'a répondu que c'était comme la main de Dieu… Il s'en souvenait bien.

Un autre jour encore, en allant faire des courses en ville, j'ai rencontré le mari de Morgane. Il m'a semblé qu'il avait beaucoup vieilli. Il a dû penser la même chose de moi. Nous avons parlé d'elle. Il m'a dit qu'après sa mort, il était devenu toxicomane. Il prenait n'importe quoi pour tenter d'effacer son chagrin. Il avait commencé par les somnifères, essayé les neuroleptiques et fini par le haschisch et les morphiniques. Il avait tenté deux fois de se suicider en augmentant les doses. Cela n'avait pas marché. Il n'avait obtenu que des vomissements incoercibles qui l'avaient amené aux urgences dans un semi-coma. Il s'en était tiré sans séquelles. En l'écoutant, je pensais à Estelle, à son dealer inconsolable. Aussi à la tristesse du mari d'Indira. Et à Mereana qui ne supportait plus les douleurs profondes. J'avais l'impression que le mari de Morgane était plus apaisé. Je me trompais. J'ai vu des larmes sourdre aux coins de ses yeux. Ma présence était comme un rappel désagréable. Il aurait certainement préféré ne pas me rencontrer. Nous nous sommes quittés sans promesses…

Monsieur B. est un ancien patient. Il est revenu me voir, un autre jour, à l'hôpital. Plus de dix ans avant qu'il soit admis en réanimation, il avait subi l'ablation de la rate à cause d'un traumatisme. Il pratiquait l'équitation en amateur. Un coup de sabot lui avait défoncé l'abdomen. Il n'en avait gardé aucune séquelle apparente jusqu'à ce qu'une infection fulminante à pneumocoque provoque la nécrose de ses mains et de ses jambes. Il a perdu trois doigts de la main gauche, quatre de la main droite et presque tous ses orteils, mais il a survécu. Sa plante de pied suffuse encore plusieurs années après. Il est joyeux. Il me montre les photos des croisières qu'il peut faire avec sa femme. Ils ont visité le cap Nord, les Caraïbes et l'Amérique du Sud. Ils ont les moyens. Il dit qu'il est heureux de vivre ; il n'arrête pas de me remercier de lui avoir sauvé la vie. Pourtant je lui ai expliqué que je n'avais pas eu de mérite. Je n'avais eu aucun mal à faire le diagnostic dès son arrivée. C'étaient des frères jumeaux qu'il fallait remercier…

Je n'ai pas eu de nouvelles des autres. Je n'ai jamais revu la maman de Marlène, ni l'épouse de M'hand, ni le père de Lakhdar, ni les parents de Maurice, ni le mari de Pauline. Je ne sais pas où Miran peut résider ni s'il s'est mis à croire aux sortilèges des elfes et des lutins.

Ceux qu'ils aimaient sont tous morts au même endroit mais ils vivent encore en nous. Personne ne les oublie tout à fait. Dans ma tête, le souvenir de leur séjour se modifie, s'altère un peu, leur image se brouille, leurs caractéristiques se mêlent. La mémoire est indisciplinée. Tant d'années après, ce n'est pas si facile de reconstituer leurs destins avec exactitude. Mais ce n'est pas très important. Nous en avons tous déposé les sédiments au plus profond de nos mémoires. Ils sauvent la vie de ceux qui leur succèdent dans les mêmes chambres.

Nous nous lavons les mains plusieurs dizaines de fois par jour. Nous voulons éviter les transmissions croisées des bactéries et des virus qui pourraient aggraver les malheurs de nos patients. Nos paumes sont stériles, mais nous transportons bien d'autres choses de lit en lit.

Table

Composition : IGS-CP
Impression : CPI Firmin-Didot en décembre 2016
Éditions Albin Michel
22, rue Huyghens, 75014 Paris
www.albin-michel.fr
ISBN : 978-2-226-39379-1
N° d'édition : 22454/01 – N° d'impression : 126146
Dépôt légal : janvier 2017
Imprimé en France